医学博士
左門 新

元WHO専門委員の
感染症予防BOOK

三笠書房

はじめに
本当の危険を避けるために、エビデンスに基づく正しい行動を

　私たちの身近には、恐ろしい感染症がたくさんあります。

　現在、世界で毎年のように2億人以上が感染している病気はありますし、日本人女性の5～10％が感染しているとされる感染症も存在します。

　歴史をひもとけば、多くの文明が感染症の流行によって滅び、一国の人口を半分以下に減らすほど大勢の命が、感染症によって失われてもきました。ペストや新型コロナウイルスを超えるような感染症が、**これからも私たちの社会を襲い続けることは十分あり得ます。**そのとき私たちは、自分を含めた**大切な命を守れるでしょうか？**　当たり前のように過ごしている幸せな日々を、この先も維持していくことができるでしょうか？

　これは危ういかもしれない……。

　私がそう思ったのは、とくに新型コロナウイルス感染症への対策に際してです。日本発の治療薬はなく、ワクチンは輸入に頼り、感染症対策の専門家もほとんどいません。しかも誤解によって効果が疑わしい対策をメディアは放送し続け、国民もそれを当然のように守り続けています。そしてそのやり方を守らない人がいれば、皆でバッシングする動きすらありました。

　こんな状況で私たちは今後、たくさんの感染症から身を守って

いけるのでしょうか？　私はアメリカのハーバード大学院やイギリスのバーミンガム大学医学部で、感染症を含む予防医学の勉強と研究をし、その後数年、WHOの専門委員を経験。医師として、また大学教授として、感染症の対策や予防にも取り組んできました。そんな専門家の立場から、現在、皆さんが誤って行なっている感染症対策を正しいやり方に修正し、これだけは、伝えなければならないと責務を感じることばかりを本書に記しました。

かかってから対処するのでは遅い。大切なのは予防知識

　感染症の怖さは、コロナウイルス感染症の流行を経験した方々であれば、切実に感じたことと思います。しかし、もっと恐ろしい**死亡率が100％に近いもの、一刻も早い治療が必要なもの、半年以上も治療が必要なもの**、気づかずに**不妊症の主な原因となっているもの**もあれば、**一生涯、その後遺症が残るもの**もあります。

　さらには、**生まれてくる赤ちゃんにまで障害が起こる感染症**があり、**恋人や身近な人から感染し、感染させてしまう感染症**があり、**可愛いペットや公園の動物**から感染するものもあります。

　趣味の**ゴルフや庭仕事**、はたまたおいしい**食べもの**から感染するものもあります。旅先で赴いた国内外の美しい**自然の中に潜ん**

はじめに

本当の危険を避けるために、エビデンスに基づく正しい行動を

でいる感染症も油断できません。

　このように、どこにでもある感染症のリスクですが、本書を読み、予防対策を正しく行なえば、何も恐れる必要はありません。人類はことごとく感染症に襲われてきましたが、我々はまだ絶滅には至っていません。それは正しく感染症に対処し、私たちがウイルスや細菌といった未知の存在と上手に付き合ってきた証でもあるのです。たった１例ですが、WHOは天然痘の完全な撲滅にも成功しています。

　さて、本書で皆さんにお伝えする知識を、ここで簡単に紹介しておきましょう。

❶手洗い、うがい、マスクで、感染症は本当に防げるの？

　新型コロナウイルス感染症でお馴染みになった対処法ですが、**誤解されたやり方から、かえって危険を招いている**面もあります。当然、これらでは防げない感染症もあります。では、どうすればいいか？　本書では簡単で効果的な正しい方法を伝授します。

❷免疫力を高めれば感染症は防げるのか？　どうすれば免疫力は高まるのか？

　免疫力を高める効率的な方法は、本書でも紹介しています。

　ただ、どんなに免疫力を高めても、ワクチンを接種したり除菌したりしないと避けられない感染症はあります。免疫力を高めた

うえで、殺菌方法など正しい病気の避け方を知る必要があります。

❸ペットにも危ない一面がある

野生動物のみならず、イヌやネコ、あるいはトリなどの、身近なペットからヒトに感染する病気は多く存在します。

しかし、適切な対策さえしていれば、ペットも飼い主も、一緒に安全な暮らしを続けていくことができます。何が悪く、何に注意すべきなのか？　本書で正しい知識をお届けします。

❹旅行、仕事で外国へ行くけど大丈夫？

国によっては、日本には存在しない危険な感染症が潜んでいます。けれども多くの病気には、きちんとした対処法が確立しているのです。たとえアフリカのジャングルや衛生環境の悪い国に行くとしても、**事前の知識を備えておけば感染症を防ぐことは難しくないし、仮にかかったとしても早急の治療ができる**でしょう。

❺食べ物で感染症が危険視されるものもあるの？

毎年のように「食中毒」の名目で多くの被害者を出しているのが、食べ物から起こる感染症です。ヒトからヒトへ感染するものは多くはありませんが、それでもときには命にもかかわる重大な危険をもたらします。

どんな食べ物に、どんな感染症が考えられるのか。とくに

2021年からは、**NASAが考案した調理における感染症対策の世界規準「HACCP（ハサップ）」**が、ようやく日本で導入されます。その知識は飲食業のみならず、ご飯を食べるすべての人にとって重要ですし、お刺身にしろ、卵にしろ、野菜にしろ、すべて**「生」で食べることを好む日本人は、絶対に押さえておく必要**があります。

❻家はどうやって消毒すればいいのか？

「家を消毒しなければならない」というのは、新型コロナウイルスの流行で生まれた大きな誤解かもしれません。

　ウイルスや細菌の大きさを考えれば、一般家庭で消毒をしたからといって、それを完全に除去することなど難しいでしょう。消毒薬や除菌剤を家中にバラまいたからといって、無菌室のような状態がつくれるわけではありません。ただ、消毒などしなくても、リスクの高い場所を「掃除」さえすれば、ある程度、感染症を防ぐことができます。どこをどう掃除すればいいのか？　そのポイントを紹介します。

❼感染症は、生まれてくる子どもにも危険なの？

　日本では軽く考えられがちですが、子どもに影響を与える感染症を、世界ではことのほか脅威ととらえています。たとえば身近な風疹は、妊婦がかかると死産や、生まれてくる子どもに障害を

もたらすリスクがあります。

　現在、欧米の多くの国で風疹は根絶されつつあります。

　一方、日本は2020年に、ようやくこれまで一度も接種しなかった40代、50代の男性に風疹の予防接種が始まったばかり。**日本人が最も知らない身近な感染症リスク**です。

❽子宮頸がんは、男性からもうつる

　子宮頸がんは性行為によって起こる「感染症」であり、その多くは、男性から女性へ、女性から男性へという経路で広がります。

　そのため欧米諸国は男性にも予防接種をして、この病気の根絶を目指していますが、ここでもなぜか日本は遅れをとっています。

　大切な人の命にもかかわる重要な感染症対策です。女性だけでなく、**男性にも正しい知識と対策を知ってほしい**と考えています。

　知識の有無が、運命を分けることもあります。

　ぜひ本書を手元に置き、何かあったときの危機管理マニュアルとして、活用してくださることを願っています。

　皆さんの健康と、リスクのない末永い幸福を祈っています。

左門　新

日本国内で定期接種が行なわれている
ワクチン一覧

ワクチンの種類	接種年齢
Hib（インフルエンザ菌b型）	2カ月〜4歳
肺炎球菌	2カ月〜4歳；65歳〜100歳
B型肝炎	出生後〜12カ月
ロタ・ウイルス	生後6週〜32週
ジフテリア	**1期** 3カ月〜7歳 **2期** 11歳〜12歳
百日咳	3カ月〜7歳
破傷風	3カ月〜7歳　**2期** 11歳〜12歳
ポリオ	3カ月〜7歳
BCG(結核)	4カ月〜12カ月
麻疹	1歳〜6歳　**2期** 5歳〜6歳
風疹	1歳〜6歳　**2期** 5歳〜6歳
水痘	1歳〜2歳
日本脳炎	6カ月〜7歳　**2期** 9歳〜12歳
子宮頸がん	11歳〜16歳（女子）
インフルエンザ	60歳〜65歳（基礎疾患あり）

※詳しい接種スケジュールは厚生労働省HPを参照ください

大人が打つべきワクチン一覧

　予防接種の免疫効力は生涯続くわけではなく、日本の小児期の定期ワクチンの多くは、10年〜数十年でその効果を失います。すると、成人してから再感染することもあり得ます。成人が再接種すれば、自身を感染から防ぎますし、社会全体の集団免疫率を上げてまだ接種していない小児を感染症から守ることも可能です。また、最終的には、地球からその感染症を根絶することにもなります。WHOが成人への接種を推奨しているのは以下の13種で、日本でも任意で接種できます。

● WHO が成人に推奨している予防接種

水　痘*	ジフテリア	破傷風	百日咳
帯状疱疹*	インフルエンザ		肺炎球菌
麻　疹	流行性耳下腺炎		風　疹
インフルエンザ菌b型	A型肝炎		B型肝炎

　日本国内では、このほか、定期ワクチンはおおむね何歳でも任意で接種可能です。

　私が日本の成人に接種を推奨したいのは、**破傷風、風疹、帯状疱疹、インフルエンザ、肺炎球菌、B型肝炎**、そして、思春期女子と思春期男子への**子宮頸がんワクチン**です。　子宮頸がんワクチンは、他国では男女ともに接種率が高く、ほぼ撲滅も視野に入っています。WHOはことさら推奨していませんが、日本は大幅に遅れをとっているのが実情です（284ページ参照）。ほかのワクチンについても、第3章の各感染症を参照し、感染リスクが高い方や、家族への感染を避けたい場合は再接種をお勧めします。

＊同じウイルスだがワクチンは別

はじめに　本当の危険を避けるために、エビデンスに基づく正しい行動を　ワクチン一覧

本書の図表の見方

第3章では各感染症ごとにその特徴をプロファイリングしています。その項目と記号の意味を紹介します。

病原体　病気の原因である病原体の種類と病原体名

 ウイルス　 細菌　 真菌

 原虫　 節足動物　 蠕虫（ぜんちゅう）

治療　各感染症の治療法

 抗ウイルス薬　 抗生物質　 抗原虫薬

 抗体療法　 点滴、補液、酸素吸入、解熱剤投与などの対症療法

 手術などで病原体を取り除く　 自然治癒するので特段の治療はしない

予防接種　予防接種ワクチンの有無と種類

 予防接種ワクチンがあり、日本の「定期予防接種」対象は「定期」、「任意予防接種」対象や定期接種対象外の年齢で任意に接種できるものは「任意」、国外で接種している特別のものは「国外」と記載

 予防接種ワクチンはない

| 注意すべき人 | 感染しやすい年齢や環境にいる人、重症化しやすい人、特別な注意が必要な妊婦など上位3位まで記載。空欄は特にこれらに該当しない場合 |

 子ども　乳幼児〜子ども

 妊婦　妊婦

 青壮年　青壮年（18〜39歳）

 中高年　中高年（40歳以上）

 海外渡航者　海外渡航者

 野外　野外活動をする人

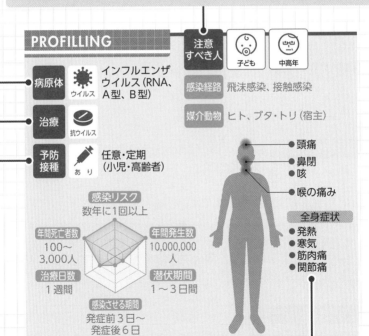

体の各部位に現れる初期症状、出現率の高い症状、重症化した場合の症状、その感染症に極めて特徴的な症状

はじめに　本当の危険を避けるために、エビデンスに基づく正しい行動を　本書の図表の見方

感染リスク　感染しやすさを表す

0点…不明　　1点…極めてまれ。ほとんど注意が不要なケース
2点…低い。一生のうちに一度は感染するかもしれないケース
3点…周囲に感染した人が時にいて、数年に1回以下だが、感染するリスクがある
4点…周囲に感染した人がよくいて、数年に1回以上、感染するリスクがある

年間死亡者数　最近の日本での年間の推定死亡者数

0点…不明　　1点…10人未満　　2点…10〜100人未満
3点…100〜1000人未満　　4点…1000人以上

感染の報告義務があるものでも、死亡は必ずしも報告されないので、死亡率からの推計も多い。「なし」は近年感染者の報告のないもの。「1点」には、最近のデータが0人であっても、今後死亡者が出る可能性のあるものを含む

治療日数　治癒するまでのおおよその期間

0点…不治　　1点…1週間以内　　2点…1〜2週間
3点…3週〜1カ月間　　4点…1カ月間以上※

感染させる期間　感染した人が、他人を感染させる期間

0点…不明、ヒト-ヒト感染なし
1点…発症前から　　　　2点…発症後数日
3点…発症後1〜2週　　4点…発症後3週以上※

基本的には、発症後から感染させる期間を示す。発症前から感染させはじめる日を「前何日〜」、発症後感染させなくなる日を「〜何日」と記載。症状のない不顕性感染などもあり、感染させ始める日や終わる日の推定は困難なため、推定が多い

潜伏期間　病原体が体内に入ってから発症するまでの時間

0点…不明、不適、なし　　1点…数日間以内　　2点…1〜2週間
3点…3週〜1カ月間　　4点…1カ月間以上※

体内に病原体が入った「感染日」の特定が難しいので推定が多い。加えて、個人差があるため、おおむね全体の95％が含まれる期間としているが、例外も少なくない

はじめに 本当の危険を避けるために、エビデンスに基づく正しい行動を 本書の図表の見方

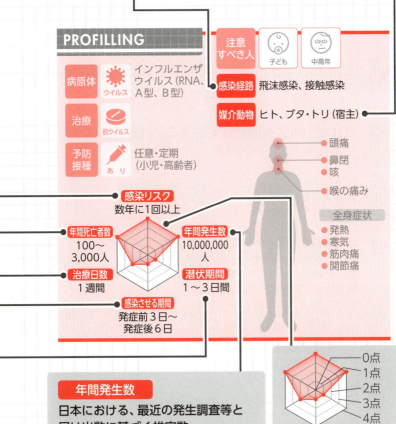

感染経路
主な感染ルート（詳しくは第2章参照）

媒介動物
病原体を媒介する動物。数種以上にわたる場合は、ペット、家畜、野生動物と記載。病原体を媒介しないが、その動物内に病原体が潜んでいる場合は（宿主）を追記。人からしか感染しない場合はヒトとした

PROFILLING

- 病原体：ウイルス　インフルエンザウイルス（RNA、A型、B型）
- 治療：抗ウイルス
- 予防接種：あり　任意・定期（小児・高齢者）

- 注意すべき人：子ども、中高年
- 感染経路：飛沫感染、接触感染
- 媒介動物：ヒト、ブタ・トリ（宿主）

- 感染リスク：数年に1回以上
- 年間死亡者数：100〜3,000人
- 治療日数：1週間
- 感染させる期間：発症前3日〜発症後6日
- 年間発生数：10,000,000人
- 潜伏期間：1〜3日間

症状：
- 頭痛
- 鼻閉
- 咳
- 喉の痛み

全身症状
- 発熱
- 寒気
- 筋肉痛
- 関節痛

年間発生数
日本における、最近の発生調査等と届け出数に基づく推定数
- 0点 … 不明
- 1点 … 0〜10人未満
- 2点 … 10〜100人未満
- 3点 … 100〜1000人未満
- 4点 … 1000人以上

0点／1点／2点／3点／4点

※期間や日数が複数ある場合や幅が広い場合は、予防対策上、より重要なほうをレーダーチャートの点数付けに選んだ

目次

はじめに　本当の危険を避けるために、エビデンスに基づく正しい行動を …… 2
　　　　　日本国内で定期接種が行なわれているワクチン一覧 ……………… 8
　　　　　大人が打つべきワクチン一覧 …………………………………… 9

第1章　知れば正しく備えられる！ 人類と感染症2000年の闘いを30分でおさらい

1 症状がなくても感染していることはある!?
……感染症っていったい何？ ………………………………………… 24
1 どういう場合を「感染」と言うのか
2 病原体にも「良い面」がある
3 感染の種類
4 感染成立に必要な三大要素

2 人類の歴史は、感染症との闘いでもある ……………… 27
1 見えない敵が発見されるまで
2 「ワクチン」が発明される！
3 史上唯一の勝利、天然痘撲滅の歴史
4 20世紀末以降に現れた新興感染症

3 これからも未知の病原体は登場する
……人類はウイルスと共存できるのか？ …………………………… 34
1 人類繁栄の当面のカギは撲滅より共存
2 ウイルスは人間の役にも立っている
3 正規分布理論と「経済」と「予防」の両立

4 感染を起こす病原体の正体
……ウイルス、細菌、プリオン、原虫… ………………………………… 39
①プリオン……病原体で最小の「タンパク質」
②ウイルス……その種類は3万種を超える
③細菌……常識を超える多彩な病原体
④真菌……カビが感染症を引き起こす

⑤原虫……自ら移動する単細胞生物
⑥蠕虫……サナダムシが代表
⑦節足動物と昆虫……ダニやシラミも病原体に入る

5 病原体はこうして人体に侵入する
……さまざまな感染経路 ………………………………………………… 43

①接触（直接）感染……主に「手」を介してうつる病気
②飛沫感染……飛んだ飛沫からさらに感染が起こる
③飛沫核感染……いわゆる「空気感染」
④経気道感染……異物を吸い込むことで起こる感染
⑤経口（水系）感染……生活水を通して起こる
⑥ベクター媒介感染……地球温暖化で拡大する感染症
⑦血液感染……HIV（エイズ）の感染経路
⑧母子感染……世界的に注意喚起される「TORCH」とは？
⑨性行為感染……HIVからシラミまで多種多様

6 感染期間と基本再生産数 ………………………………………… 48
■1 人にうつる期間
■2 感染力の強さは基本再生産数で知る
■3 日本は平常時から感染症に備えている
■4 「パンデミック」とは？

7 感染しやすい人、しにくい人 ……………………………… 52
■1 感染しやすい宿主（ホスト）がいる
■2 咳も下痢も病原体への防御システム

8 免疫には種類がある ……………………………………………… 54
免疫はどのようにしてできるのか？
①自然免疫……白血球が頼りの防御作用
②獲得免疫……感染、予防接種で生じる免疫力
③受動免疫……人から人へ免疫をうつす
④遺伝的要素……O型の人はコロナにかかりにくい!?
⑤集団免疫……抗体を持つ人が増えればどうなるか？
⑥流行を左右する基本再生産数と集団免疫率のせめぎ合い

9 かかったかな？　感染症の検査と診断 …………………… 61
①顕微鏡で見つけるのが検査の基本
②PCR検査とは？
③だから、やたらにPCR検査を広めると、かえって危ない
④抗原ー抗体反応検査

第2章

空気、飛沫、飲食物、生活水、ペット etc.…

感染から身を守る 日常生活のコツ

1 感染症対策の基本 68

2 食べて免疫力を高める
……栄養の偏りが感染症を呼び起こす 69

3 運動で免疫力を高める
……やりすぎは逆効果 70

4 睡眠で免疫力を高める 72
■ 睡眠の３条件をしっかり維持する
■ 睡眠不足はどう解消するか？

5 ストレスを解消して免疫力を高める 75
■ 自分なりの解消法を見つけよう
■ タバコも酒も免疫機能を害する？

6 家の中ではココに注意 77
■ 家庭内でリスクの高い場所は？
■ 掃除が大事

7 公共施設ではココに注意 80
■ 病原体がついている場所
■ 気温・水質管理も大事

8 病原体の生存期間 83
■ 飛び散ったウイルスの生存期間
■ どのように消毒するか？

9 手洗い、うがい、マスクでの予防は限定的
……現実的な方法か？ 85
■ 手洗いの盲点
■ うがいは感染拡大させることもある
■ 正しい「マスク」の使い方

10 飛沫感染、空気感染の防ぎ方
······咳やくしゃみは肘で覆う ······ 90

1 飛沫感染を予防するには
2 空気感染を予防するには

11 接触感染、経口感染の防ぎ方
······5割以上は手指から ······ 92

12 HACCPで飲食物による経口感染（食中毒）を防ぐ ··· 93

13 性行為感染の防ぎ方 ······ 99

14 動物からの感染の防ぎ方 ······ 100

1 家畜、野生動物からの感染症
2 ペットから起こる感染症

第3章 感染症予防の徹底ガイド

［1］主に気道から飛沫感染、空気感染する病気

新型コロナウイルス感染症 ······ 104
······感染が広がった理由は？　換気の問題とは？

インフルエンザ ······ 115
······今でもパンデミックが世界で恐れられている感染症

結核 ······ 123
······今もなぜか大阪で多く発生、潜伏期が一生続く古典的病

はしか（麻疹）······ 126
······日本では根絶された、子どもの大敵だった感染症

風疹 ······ 130
······マスクでは防げない。妊婦は大いに注意を

おたふくかぜ（流行性耳下腺炎）······ 134
······後遺症で難聴が残ることも。大人も再度ワクチン接種を

みずぼうそう（水痘）······ 136
······空気感染もある伝染力の強い小児の病気

マイコプラズマ肺炎 ······ 138
······子どもに多く、コンコンと1カ月も続く咳

A群溶血性レンサ球菌感染症 140
……かつての猩紅熱であり、人食いバクテリアにもなり得る

その他の日和見感染症 一覧 142
……免疫力が下がると肺炎を引き起こす

[2] 飲食物、生活水を通して感染する病気

コレラ 146
……世界で毎年10万人規模の死者を出すパンデミックの代表

A型肝炎 148
……飲食物から起こる食中毒

E型肝炎 150
……人獣共通感染症。とくに妊婦は注意を

赤痢 152
……かつて恐れられた経口感染症

アメーバ赤痢 154
……世界人口の10%が感染者

レジオネラ症 156
……給湯施設や浴槽で広がる感染症。プールにも注意

[3] 食中毒を引き起こす感染症

サルモネラ 158
……下痢を引き起こす4大疾患の一つ

カンピロバクター 160
……鶏肉から感染する病原体。調理器具への汚染も注意

クドア 162
……ヒラメから感染する新しい食中毒

ブドウ球菌食中毒 164
……日常、頻繁に起こっている感染性食中毒

ノロウイルス感染症 166
……牡蠣で起こる強烈な食あたりの原因

腸管出血性大腸炎（O157） 170
……流行語にまでなった被害甚大な食中毒。生食に注意！

アニサキス症 174
……寿司や刺身好きの人は注意したい寄生虫

ボツリヌス 176
……バイオテロにも利用される強力な神経毒素

放尾線虫 180
……ホタルイカの生食への言い伝えは守ろう！

日本海裂頭条虫症 182
……サケ、マスに潜む、現在増加中の寄生虫

日本住血吸虫症 184
……ミヤイリガイに潜む危険

回虫症 186
……有機野菜の人気で増えている寄生虫

蟯虫症 188
……幼児の盲腸に寄生する線虫の感染症

[4] 動物と接触することで起こる感染症

トキソプラズマ症 190
……可愛いネコがもたらす危険な感染症

狂犬病 192
……ネコ、アライグマ、スカンクからも!?　死亡率の高い病気

ペスト 194
……ネズミを通して全世界に1億人以上の被害をもたらした病

黄熱病 196
……野口英世も感染したネッタイシマカ由来の病

クロイツフェルト・ヤコブ病 198
……「狂牛病」として知られる恐ろしい病

エルシニア症 200
……ブタ肉が引き起こす食中毒

オウム病 202
……オウム、インコ、ハトなどの鳥類に潜む感染症

[5] 外国へ行ったら注意すべき感染症

マラリア 204
……毎年、世界で2億人以上が感染

デング熱 206
……最近、日本でも患者が発生している亜熱帯、熱帯の病気

エボラ出血熱 208
……致死率最恐の凶暴ウイルス

ジカウイルス感染症 210
……軽症だが妊婦は注意

オンコセルカ症（回旋糸状虫感染症） 212
……大村博士の功績がノーベル賞の評価に

その他のウイルス性出血熱 一覧 214
……世界にはまだまだいろいろな感染症がある

[6]野外活動で感染する感染症

破傷風 216
……野外での深い刺し傷に注意！　大至急消毒を

重症熱血性血小板減少症候群 218
……庭にもいるかもしれないマダニに注意！

咽頭結膜熱 220
……「プール熱」と言われる目の病

つつが虫病 222
……毎年、日本で数百人が発症し、数人が亡くなっている風土病

[7]目、鼻、口、皮膚に症状が出る感染症

流行性角結膜炎 224
……夏、子どもに集団発生しやすい病気

急性出血性結膜炎 226
……別名アポロ病の"はやり目"

口唇ヘルペス 228
……やっかいな「よくある」感染症。何度も発症することも

手足口病 230
……ほとんど全員が子ども時代にかかる感染症

ヘルパンギーナ 232
……ずっと「夏風邪」と言われてきた感染症

伝染性紅斑 234
……ほっぺが赤くなる、いわゆるリンゴ病

帯状疱疹 236
……誰もが一度はかかっている身近な感染症

その他の皮膚感染症 一覧 238
……俗称があるほど日常おなじみの感染症

[8] 子どもに注意が必要な感染症

ロタウイルス性胃腸炎 — 242
……「子どものコレラ」と呼ばれた感染症

RSウイルス感染症 — 244
……2歳までにほぼ世界の全員が感染する病

ポリオ — 246
……目指せ、地球上からの「小児麻痺」の根絶！

日本脳炎 — 248
……過去の病気と大人はあなどってはいけない

クリプトコッカス症 — 250
……ハトの糞から検出される病原菌

[9] 定期的な予防接種を受けるべき感染症

百日咳 — 252
……本当に咳が100日間続く

ジフテリア — 254
……死亡率が高く、恐れられた毒素

肺炎球菌性肺炎 — 256
……高齢者もぜひ予防接種を

インフルエンザ菌性肺炎・髄膜炎 — 258
……ウイルスでなく細菌による感染症

[10] 古代から人類を悩ませてきた性行為感染症

梅毒 — 260
……近年、日本でも感染が増加中

淋病 — 264
……増えつつある不快な病

HIV（エイズ） — 266
……いまだ犠牲者多数、10年かけてヒトを死に至らしめる病

クラミジア感染症 — 270
……男女とも10〜20代に多い性病

性器ヘルペス — 272
……初感染後、再発を繰り返す予防困難な感染症

トリコモナス — 274
……世界で最も多い性行為感染症

伝染性単核症 276
......3歳までに70%が感染する「キス病」

B型肝炎 278
......早くからの予防によって防げる感染症

C型肝炎 280
......肝臓がんの原因ナンバーワンの感染症

D型肝炎 282
......B型肝炎の子分のようなウイルス

子宮頸がん 284
......その正体は性行為から伝播する感染症

参考文献

『感染症予防必携』 第3版 岡部信彦他編集 日本公衆衛生協会
『基礎から学ぶ医療関連感染対策』 坂本史衣著 南江堂
『ウイルス・カビ毒から身を守る！』 松本忠男著 扶桑社

参考ウェブサイト

厚生労働省 ▶ https://www.mhlw.go.jp/index.html;
国立感染症研究所 戸山研究庁舎 ▶ https://www.niid.go.jp/niid/ja/
国立感染症研究所 感染症情報センター ▶
　https://www.niid.go.jp/niid/ja/from-idsc.html
WHO ▶ https://www.who.int/:
米CDC ▶ https://www.cdc.gov/
ヨーロッパCDC：https ▶ //www.ecdc.europa.eu/en
日本医事新報社 ▶ https://www.jmedj.co.jp/
日本栄養士会 ▶ https://www.dietitian.or.jp/

第1章

知れば正しく備えられる!

人類と感染症 2000年の闘いを
30分でおさらい

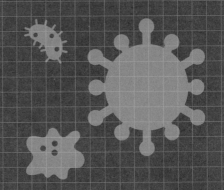

1 症状がなくても感染していることはある!?

感染症っていったい何?

1 どういう場合を「感染」と言うのか

「感染」とは、動物や植物に都合の悪い状態を引き起こす可能性のある細菌やウイルス、寄生虫などが表面に付着したり、内部に入り込んだりして、**「都合の悪い状態」を生じさせること**です。たとえ細菌などが体内に入り込んだとしても、都合が悪い状態になることがなければ、「感染症」とは言いません。

2 病原体にも「良い面」がある

　細菌やウイルスには、私たちの体を守ってくれている側面もあります。典型的な例は、栄養の吸収を助け、免疫力を高めてくれるビフィズス菌などの「善玉菌」と呼ばれるものでしょう。

　また、がんの原因ともなるレトロウイルスは、「免疫寛容」という、プラスのはたらきもします。

　これは母親の免疫細胞であるリンパ球が、母体にとっての「異物」である胎児を攻撃することを防ぎます。

　このように細菌やウイルスとヒトとの間には、単純に敵・味方に分けられない、複雑な共生関係があるのです。一面だけを見て害があるかもといって排除すると、逆に危険なことにもなりかねません。

　また、感染症を発症したからといって、病原体を殺す抗生物質

24

を服用すると、害を及ぼしている病原菌のほかに、善玉菌までも殺してしまい、腸内細菌のバランスが崩れて下痢を起こすこともあります。

免疫学者である藤田紘一郎医学博士は、サナダムシという感染症を引き起こす寄生虫に関しても、花粉症などのアレルギー疾患を防いでいる可能性があるとしています。博士は自身の体内でこの寄生虫を飼っておられますが、これも共生の実践でしょう。

3 感染の種類

細菌やウイルスなどの病原体が侵入して、その動植物に不都合を起こすまでの時間を「潜伏期」と言います。たとえばブドウ球菌による食中毒の場合は潜伏期がわずか数時間であるのに対し、HIVや結核などの潜伏期は数十年と長く、病原体によってその潜伏期間はさまざまです。そしてこの「感染は持続しているけれどまだ不都合が起きていない状態」を「潜伏感染」と言います。

一方で本人に不都合は生じていないものの、他人に感染を起こす可能性のある場合を、「不顕性感染」と言います。

また、健康な人は通常発症しないのに、病気の治療で免疫抑制剤を使用していたり、ストレスや加齢、HIVなどの病気で免疫力が低下したりしている人へそこらじゅうによくある病原体によって引き起こされる感染を「日和見感染」と言います。

4 感染成立に必要な三大要素

　感染が成立するには「三大要素」と呼ぶ3つの独立した要因が必要です。**病原体**、**感染経路**、それに**宿主**です。

　病原体とは、たとえばウイルスや細菌など。

　感染経路とは伝播様式。

　宿主とは**ホスト**とも言い、**感染者**のことです。

　これらについては順に見ていきますが、本書で紹介する感染症は、ヒトに感染するものに限定します。病原体としては、ヒトへの感染が確認されているダニなどの節足動物、蠕虫、寄生虫、真菌、細菌、ウイルス、プリオンを取りあげます。

　感染経路は接触、飛沫、経口などがよく知られていますが、その他の伝播形式も整理して触れていきます。

2 人類の歴史は、感染症との闘いでもある

第1章 人類と感染症2000年の闘いを30分でおさらい

1 見えない敵が発見されるまで

感染症の歴史は、人類の出現とともに始まっています。

最も古い記述は、紀元前12〜13世紀のメソポタミア文明で、バビロニアの『ギルガメッシュ叙事詩』に「災厄」の文言が見られます。ほぼ同時代のエジプトでも「悪疫」、中国でも同時期の甲骨文字に「疫病占い」という言葉が見つかっています。人類の歴史は飢えや地殻変動、外敵のほか、目に見えない細菌やウイルスとの闘いでもありました。一国の王の命はもちろん、ときには文明そのものが感染症の流行によって崩壊し、世界の歴史が大きく変わることもありました。

感染症が「伝染」することを見出したのは11世紀のイスラムの医学者で、「体液が自然物で汚染されると同じ病気が伝染し、隔離で拡大が収まる」と記しています。

14世紀には、衣類や装身具へ接触することによって、今で言うペストが伝染することを当時の人々が発見しました。

16世紀になると、イタリアの修道士が「フランス病」、すなわち梅毒が「微生物」によって引き起こされることを発見。「接触感染」という概念を唱えました。

17世紀には、商人であり科学者でもあるオランダのレーフェンフックが、光学顕微鏡で細菌を発見し、その後、19世紀の細菌学の二大巨人であるフランスの細菌学者**パスツール**と、ドイツ

27

の医師で細菌学者である**コッホ**が登場。パスツールは、感染症は「病原体の侵入」が原因という考えの元に、狂犬病のワクチンを開発します。

　コッホは皮膚に黒いかさぶたができ、進行すると敗血症で死に至る炭疽菌を発見し**コッホの原則**を提唱しました。この法則は「病気には、特定の微生物が見出され、その微生物は分離でき、それを別の動物にうつすと同じ病気が起こり、さらにその動物から同じ微生物が分離される」という原則で、現在でも感染症の病原体を特定する際の原理原則の一つとなっています。

2 「ワクチン」が発明される！

　ワクチンとは、感染症を引き起こす病原体の毒性を弱めたり、病原体の一部を使ったりして作られた医薬品です。これを「接種する」つまり、体に植えつけることで人体に免疫力ができ、感染症を予防したり、重症化を防いだりできるようになります。

　その出発点として、イギリスの医師**ジェンナー**が1796年、牛の天然痘の膿疱から採取した液である牛痘を少年の腕に接種。そして抗体ができたと思われる6週間後にその少年に天然痘ウイルスを感染させてみましたが発症せず、これが予防接種におけるワクチンの先駆けとなりました。ちなみに天然痘は、人類が地球からの根絶に成功した史上初の、かつ唯一の感染症となっています。

これについては次の項で詳しく述べましょう。

1954年にはアメリカの医師ソークが、ポリオという伝染病の生ワクチンを100万人の子どもに接種する臨床試験に成功。1955年には同僚のサビンが、病原体から毒性をなくすことで「不活化ワクチン」を開発することに成功しました。

1929年にイギリスの医師フレミングが、初の抗生物質であるペニシリンを発見。1935年にはドイツの医師ドーマクが、細菌を除去できる初の合成抗菌薬であるサルファ剤を開発し、その後の抗生物質、化学療法剤開発への道を開きました。

3 史上唯一の勝利、天然痘撲滅の歴史

数ある感染症のなかから、撲滅に成功した唯一の感染症である天然痘。その発見から撲滅に至るまでの歴史を見てみましょう。

紀元前14世紀	最古の記述:エジプト近辺での流行
紀元前12世紀	エジプト王朝ラムセス5世のミイラに天然痘の痘痕
紀元前5世紀	古代ギリシャ文明衰亡の一因である記録上の「アテナイの疫病」は天然痘と推定される
2世紀	ローマ帝国の医師が、国家を衰退させた天然痘の流行を「アントニヌスの疫病」として記述
5世紀以降	ヨーロッパで繰り返し大流行する

8世紀	朝鮮半島の新羅で天然痘が流行。感染した使節団によって日本にも上陸し、平城京で大流行。藤原氏4兄弟が死亡し、鎮魂と国の安定を願って聖武天皇は奈良の大仏を建立した
12世紀	十字軍の遠征でヨーロッパ周辺に定着
15世紀末	コロンブスの新大陸発見後、スペイン人の入植により原住民が感染。戦闘ではなく、天然痘の流行でアステカ王国滅亡
16世紀	スペイン人が持ち込み、流行したことでインカ帝国が滅亡
1796年	イギリス人医師ジェンナーが牛痘から予防接種法を開発
1958年	WHOが天然痘根絶計画を発表
1980年	WHOの戦略が功を奏して地球上から撲滅

　天然痘は、ウイルスによって引き起こされる感染で、宿主はヒトのみ。媒介動物もいません。しかもジェンナーによって、人類史上初の予防接種が考案された感染症です。ですから患者を隔離し、感染経路の遮断を徹底すれば、撲滅は可能と考えられました。

　そこで1958年、国際連合の**世界保健機関（WHO）は、これを人類が初めて根絶した感染症にしようと、根絶計画に踏み出した**のでした。

　ただ、そう簡単に計画どおりには進みません。日本人の蟻田功 医師がプロジェクトリーダーに着任しましたが、識字率の低

い発展途上国では、いくら張り紙をして告知しても、なぜ予防接種を打つのか、その趣旨が理解されないため、希望者がぜんぜん集まらなかったのです。そこで、一度に全員に接種することはあきらめ、患者を探して見つけるたびに、その患者の周辺地域にいる住民に接種する方法に切り替えました。

ところがただ何もしないでいては、家でふせっている患者を探し出すことはできません。そこでハーバード大学の講師が考えたのは、天然痘に特徴的な水泡発疹が出ている顔写真を「Wanted!」と指名手配の扱いにしたポスターです。「このような顔の人の居場所を報告した人には賞金を与える」と大々的に告知しました。

「写真と同じ症状の人がいる居場所を教えるだけでお金がもらえる！」という情報は口コミで瞬く間に広がり、アフリカの奥地から続々と報告があがってきます。あとは周辺住民に予防接種をするだけ。その間、地域戦争などもあったせいで完了時期は遅れましたが、ついに1977年にソマリアで報告された患者が、地球最後の感染であることが確認されました。

ところが、「いよいよ撲滅！」とWHOも色めき立った矢先に当時、天然痘ウイルスを研究していた英バーミンガムの大学の微生物学研究室で大事件が起きます。なんと、この空気感染する天然痘のウイルスが換気ダクトを通って別の研究室へ漏れ出てしまい、そこに居合わせた研究員が感染死してしまったのです。事故

を起こした研究員は犯した罪の意識から自殺をしてしまいました。そのためWHOの撲滅宣言は、1980年まで延びたのでした。

こうして1980年に撲滅された天然痘ですが、あとで述べるようにその他の感染症については撲滅目処が立っていないのが現実です。それくらい感染症をなくすことは難しいのです。

4 20世紀末以降に現れた新興感染症

WHOは、「1970年以降に新しく認識され、国際的、公衆衛生上問題となる感染症」を**新興感染症**と呼んでおり、現在約30種あります。

1970年以前から存在していて一時減少したものの、再度猛威を振るうようになった結核、マラリア、デング熱、狂犬病、黄色ブドウ球菌症などは、**再興感染症**と呼ばれます。

瞬く間に世界に広がり多くの死亡者を生んだ新興感染症は、1976年のエボラ出血熱、1984年のHIV（エイズ）、1993年のハンタウイルス肺症候群、1996年のクロイツフェルト・ヤコブ病、1996年に日本で流行した腸管出血性大腸菌O157、1997年のニパウイルス急性脳炎です。

21世紀に入ると、2003年にSARS（重症急性呼吸器症候群）、2004年に鳥インフルエンザ、2009年に新型インフルエンザ、

2011年のO111、O104、2012年のMERS（中東呼吸器症候群）、2013年の新型鳥インフルエンザ、そして2019年のCOVID－19（新型コロナウイルス感染症）と続きました。

　新興感染症の中には、古くから存在していたものもありますが、新しく発生したものも多くあります。その理由は、**細菌やウイルスも他の生物同様に進化していく**からです。たとえ人類が数種類の病原体を撲滅に追い込んだとしても、感染症そのものがなくなることはありません。

　これまでの感染症の歴史、新興感染症の出現、そして細菌やウイルスの絶え間ない変異を考えると、今後も大流行を起こす新しい感染症は現れるでしょう。

　人類がこれらすべてと闘って撲滅することを目指すのは、事実上、極めて厳しい挑戦です。当面は共生していく道を選ぶべきことは間違いありません。

3 これからも未知の病原体は登場する

人類はウイルスと共存できるのか？

1 人類繁栄の当面のカギは撲滅より共存

　前項で見たように、人類は天然痘の撲滅にだけは成功しました。しかしそれ以外の感染症で撲滅の具体的目処は立っていません。ただ、一部の国で、**子宮頸がんが20～30年後に撲滅と「推定」されています。**

　たとえば、予防接種も抗菌薬もすでに存在している結核でさえ、撲滅は見えていないのです。結核は潜伏期が数十年にも及ぶので発見が難しいことや、予防接種であるBCGの効果が限られていること、世界には検査も治療も受けられない貧困層が多いこと、などがネックとなっています。

　毎年のように流行するインフルエンザや、世界を混乱させた新型コロナウイルス感染症など、新しい感染症は絶えず出現します。黄色ブドウ球菌感染症のように、抗生物質の乱用などによって、新たに抗生物質に強い耐性変異が生まれる感染症もあります。地球環境や生活環境の変化、人々の交流の増加と迅速化、薬剤耐性菌の出現など、世界には新しい感染症が生まれる因子が数多く存在するのです。

　そもそも**人類は誕生以来、さまざまな感染症と一貫して共存してきました**。新しい感染症が発生したと聞けば不安になりますが、より衛生的な生活をする、ワクチンを開発するなどして共存してきたからこそ、現在も人類は絶滅を免れているのです。そもそも

予防接種の**生ワクチン**とは、「人為的に弱毒化させたウイルスを人に植えつけて感染させることで抗体を作る」という、ウイルスなくしては成立しない手法です。今後もそうした共存方法を手探りで見つけていくことが賢明な方法でしょう。

共存方法ということでいえば、地球上から根絶された天然痘ウイルスですが、実はアメリカ疾病予防管理センターとロシア国立ウイルス学・生物工学研究センターでのみ、厳重に保管されています。

これは、「万が一誰かが天然痘を復活させてバイオテロに用いるリスクに備えて、保管場所を限定することと、保管しておけば人類の役に立つ日がくるかもしれない」という科学者の提言を受け入れて行なっているものです。

感染症対策に必要なのは、ウイルスそのものを地球上に対等に存在するものとしてリスペクトする姿勢なのです。

2 ウイルスは人間の役にも立っている

細菌もウイルスも、感染症を起こし日々生物に害悪を与えますが、それ以上に日々多くの恩恵も与えてくれています。

「昨日の敵は今日の友」。忌み嫌われていた菌の一種である「青かび」から、世界初の抗生物質である「ペニシリン」が発見されたのは、まさにそれです。

そしてレトロウイルスが持つ母体の胎児への免疫寛容の作用を、**「臓器移植における拒絶反応を抑えることに利用する」**という試みも始まっています。

　また、先天性遺伝疾患の患者の細胞内の核まで、風邪を引き起こすアデノウイルスに**欠損している遺伝子を、運んでもらう治療法**や、がんの発生を抑える遺伝子を運んでもらう**がん治療**も行なわれています。

　ヘルペス（帯状疱疹）は、小児期に初感染したあと数十年の長きにわたって体内に潜み続け、けがや日焼け、ストレスなどで体調が崩れたときに、皮膚の水疱となって現れ、私たちに**"健康的な生活に戻りなさい"と、説教**してくれます。まさに健康の安全装置という面もあります。

　これらはすべてウイルスの効能であり、人類はウイルスと互助の関係を持っているのです。

3 正規分布理論と「経済」と「予防」の両立

　感染症は社会生活を避ければ、ある程度、予防できます。しかし人同士の接触を避けることは、社会を破綻させかねない問題です。経済が破綻すれば、いくら健康でも生きていけなくなる人も出てきます。

　ですから、経済を止めることなく、感染をうまく避けていくこ

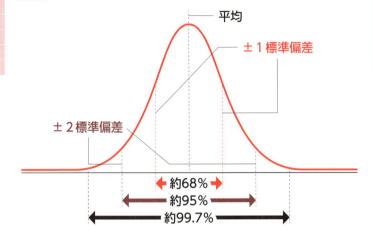

図1 自然現象に多い正規分布

とがますます余儀なくされます。そのために重要なのは、100%を目指さないということ。97%を目指し、95%を達成できればよしとする。そうやって経済をしっかり回しつつ、社会の安全を保つということです。

さて、病原体との賢く、長く、疲弊しない共存・共栄方法を探ってみましょう。

自然界、特に医学領域の現象の多くは 図1 に示す**正規分布**のようになります。たとえば身長の対数を横軸、人数を縦軸で表せば、平均値の人が最も多くなり正規分布のグラフに近いものになりします。

そして新型コロナウイルス感染症の場合、横軸を月日の経過日数、縦軸を患者発生人数とすれば、右にやや長く尾を引きますが、図1 のような正規分布に近くなります。経過日数の対数、たとえば、2日なら2の1乗で「1」、4日は2の2乗で「2」、

8日は2の3乗で「3」という対数の値を横軸にすれば（対数の数式等はウィキペディアなどを参照ください）、右にやや長い尾は左に寄り左右対称の **図1** に近似します。

　正規分布は、横軸をどこまで行っても数値は縦軸のゼロまで下がりません。また、端へ行くほど縦軸の高さである現象は低下するので、感染症の場合だと人数の低下が緩やかになります。

　新型コロナウィルス感染症の対策で、帰国者や濃厚接触者は2週間の隔離を求められました。それは最長2週間という潜伏期の例があったからですが、おおまかに言って潜伏期の約68％は5〜6日間、3〜8日に95％が収まる **図1** のような正規分布の形となり、1週間以上は5％前後です。なので、1週間の隔離で90〜95％、10日間で95％以上の感染予防が達成できます。

　もし感染予防で100％を目指せば2週となりますが、予防率を5〜10％上げるために隔離期間を1週間から2週間の2倍にしなければなりません。日本では正月、お盆、新婚旅行などでも、長くてせいぜい1〜2週間の休暇。陽性疑いのある人まで全員が2週間の隔離ではやっていけません。10日くらいの隔離で95％の達成を目指すのが賢明なやり方です。

　実際、2020年12月以降、米CDCは隔離期間を2週間から7〜10日間に短縮、日本の大学や保健所が10日を提言し始めました。感染症と長くつき合っていくには、こうした自然界の法則を取り入れることも賢い考え方でしょう。

4 感染を起こす病原体の正体

ウイルス、細菌、プリオン、原虫…

第1章 人類と感染症2000年の闘いを30分でおさらい

　感染症を引き起こすものを総じて**病原体**と呼びます。病原体には大きく分けて7種類あります。

　サイズの小さい順に並べると、以下のようになります。

プリオン＜ウイルス＜細菌＜真菌＜原虫＜蠕虫＜節足動物

　これらが引き起こす病気、感染の仕方、治療法などは病原体ごとに異なります。感染のしやすさである**感染性**や、不調や発熱を引き起こす力である**病原性**、病気を重症化させる力の**毒力**も異なります。ヒトや動物との共存、共生の仕方も病原体ごとに異なり、ときとして互いに敵対したり、妥協したり、協調関係を見せたりしています。それぞれの特徴を簡単に見ていきましょう。

1　プリオン …… 病原体で最小の「タンパク質」

　プリオンはタンパク質の異常形態で、増えて感染症を引き起こす物質ではあるものの、これを「生物」と見なすかは科学者により意見の分かれるところ。ただ、ヒトや動物間で他の個体へうつると移動先の宿主が死亡することもあるので、感染性病原体として扱われています。

　代表的なものは狂牛病、別名クロイツフェルト・ヤコブ病のプリオンです。牛の脳や脊髄を食べることで感染することや、家族性の遺伝疾患として知られています。現時点で治療薬はありません。ほかにプリオンが原因の病は、人の脳を食べることで感染するパプアニューギニアのクールー病が知られています。

39

2 ウイルス …… その種類は3万種を超える

ウイルスは、光学顕微鏡では見えないほど小さく、細菌濾過器を通過するほどなので、かつては濾過性病原体と呼ばれていました。核酸であるDNAまたはRNAをタンパク質の殻が包んでおり、自己増殖はできません。構造的には一本鎖と二本鎖があります。

ウイルスには未知のものもあり、その種類は数えきれないほど多く、分類されているだけでも3万種ほどあります。有名なのはHIV（エイズ）ウイルス、肝炎ウイルス、ロタウイルス、ノロウイルス、インフルエンザウイルス、ヘルペスウイルス、フラビウイルス、RSウイルス、麻疹ウイルス、風疹ウイルスなど。

感染の仕方には、咳やくしゃみ、大声を出した際に飛沫などが鼻や口から喉に入る気道感染のほか、接触感染、血液感染、経口感染など多岐にわたります。数種類のウイルスには有効な薬がありますが、細菌に効く抗生物質の数の多さに比べれば、抗ウイルス薬はないに等しいと言えます。

3 細菌 …… 常識を超える多彩な病原体

細菌とは、細胞膜があり、細胞内にはDNAを含む核である染色体があって、自己増殖をする単細胞微生物です。細菌の種類には外膜のある球状の**グラム陽性球菌**、外膜のある棒状の**グラム陽性桿菌**、外膜のない球状の**グラム陰性球菌**、外膜のない棒状の**グラム陰性桿菌**の4種類です。それぞれの代表はブドウ球菌、ジフ

40

テリア菌、淋菌、大腸菌です。

　また種類を分ける別の方法として、酸素がないと繁殖しないものを好気性菌、あると繁殖しないものを**嫌気性菌**と呼びます。病気を起こす細菌の多くは**好気性菌**で、日和見感染を起こす緑膿菌はその代表です。嫌気性菌の代表はボツリヌス菌で、密封保存中に増殖するせいで、密封包装の食品でも食中毒がときどき起こるというわけです。

　こうした分類に当てはまらない細菌もあります。結核菌もその一つである抗酸菌に属し、ほかに梅毒のスピロヘータ、性行為感染症でのクラミジア、つつが虫病を起こすリケッチア、咳の続く肺炎の原因となるマイコプラズマなどが該当します。

4　真菌 …… カビが感染症を引き起こす

　真菌とは、俗に言うカビです。細菌との違いは、遺伝物質である核と細胞質の間に核膜があること。原虫との違いは、動物細胞にはなく植物細胞にある細胞壁があることです。水虫の白癬菌、膣炎のカンジダ、髄膜炎も起こすクリプトコッカス症がよく知られています。真菌感染症は健康な人に少なく、HIVや糖尿病などの病気、免疫抑制剤や抗がん剤などの薬、ストレスなどで免疫力の低下している人がかかりやすくなります。

5 原虫 …… 自ら移動する単細胞生物

　寄生性と病原性がある単細胞の微生物を原虫と呼びます。特徴は自身で動く能力を持つこと。代表的なのはマラリアや膣炎を起こすトリコモナスです。多細胞のものは寄生虫と呼ばれ、蟯虫（ぎょうちゅう）、日本住血吸虫などがこれに入ります。

6 蠕虫（ぜんちゅう）…… サナダムシが代表

　体が細長く蠕動（ぜんどう）により移動するもので、代表にはサナダムシがあります。ホタルイカに寄生している旋尾線虫（せんび）もこれに属します。

7 節足動物と昆虫 …… ダニやシラミも病原体に入る

　ダニはクモなどと同じ仲間の「節足動物」で、シラミのほうはそのうちの「昆虫」に分類されるものです。感染を起こすので病原体に入ります。

　ハチやクモなどが直接病気を起こす場合もあります。たとえばスズメバチに刺されてハチ毒への抗体ができている人がその後、再び刺されると、一部の人に抗原と抗体による過剰な免疫反応（アナフィラキシー症候群）を起こし、ショック死することがあります。このため林業従事者はハチへの抗体の有無を調べ、抗体陽性の人はショックに対する緊急治療薬のステロイド注射器を常時携帯しています。ハチや毒グモなどは毒ヘビと同様に毒を持った生物として感染症の病原体としては別のものととらえることもあります。

5 病原体はこうして 人体に侵入する

第1章 人類と感染症2000年の闘いを30分でおさらい

さまざまな感染経路

　感染症が発症するには、**三大要素**と呼ばれる要素が必要です。1つ目はウイルスや細菌などの「病原体」。2つ目は「感染経路」、3つ目が感染する人や動物などの「宿主」です。

　感染経路を遮断すれば、理論的には感染を防ぐことができます。しかし感染経路は必ずしも明瞭でなく、複数が絡み合っていることが多くあるのです。主要な感染経路を見ていきましょう。

1 接触（直接）感染 ……主に「手」を介してうつる病気

　接触感染は、皮膚や粘膜への接触、あるいは手すりなどの物体表面に触れることで病原体が他者に伝播すること。注射器やメスなど、医療機器を介して感染が起こる場合もあります。

　媒体に接触した自身の手が仲立ちとなっていることが圧倒的に多く、代表的なのは、とびひ（伝染性膿痂疹）や流行性角結膜炎です。性行為感染症も、大きなくくりでは接触感染に含まれます。

2 飛沫感染 …… 飛んだ飛沫からさらに感染が起こる

　感染者の咳、くしゃみ、大声を出したときなどに飛散する5㎛（マイクロメートル）以上の比較的大きな粒子が直接、他者の鼻、口、目に入って伝播すること。気道感染する感染症の多くがこの感染経路によるものであり、代表的なのはインフルエンザなどのウイルス性呼吸器感染症、肺炎球菌による細菌性呼吸器感染症、風疹などです。

飛沫の感染力が保たれる時間は、細菌やウイルスによって大きく異なります。新型コロナウイルスは、紙の上で数時間、ガラス上では数日、金属やプラスチックの上では１週間にもなります。

　咳の飛沫は１〜２m先まで飛びますが、そのほとんどは数秒で床に落ちるので距離を置いていれば、さほど気にすることはありません。ただし、感染者が手のひらを口に当てて咳をし、その手でドアノブを触り、別の人がその同じドアノブを触った手で口、鼻、目などを触るようなことがあれば、複合的に感染が成立します。

3 飛沫核感染 …… いわゆる「空気感染」

　咳などによるウイルスを包んだ飛沫の粒子の水分が蒸発して５㎛以下の軽い粒子である飛沫核となり、空気中を数秒〜数十分も浮遊し、自然な気流に乗って数mかそれ以上離れた人に感染を起こすこと。「空気感染」とも呼びます。空気感染する病原体は、結核、麻疹、水痘、天然痘の４種類のみ。感染力維持時間はさまざまで、結核菌は数カ月と長く、麻疹ウイルスは２時間、水痘ウイルスは数十分間です。

　飛沫核感染と誤解されがちなものに、「エアロゾル感染」もあります。 これは飛沫感染です。

　人工呼吸器を気管に挿管した患者の痰の吸引や、歯科における唾液のチューブ吸引などの医療行為、うがいのガラガラで飛沫が空気と混じり合った**エアロゾル**と呼ばれる粒子となり、空気中を

飛沫感染			飛沫核感染 (空気感染)
飛　沫	マイクロ飛沫	エアロゾル	飛沫核
5μm以上	5μm以下の飛沫はマイクロ飛沫という	2～3μm以下の飛沫と空気が混じった極小飛沫	飛沫から水分が蒸発したもの。 5μm以下

長い時間遠くまで漂い、飛沫感染を起こすことがあります。歯磨きのブラシの小刻みな動きでは、微小な飛沫（マイクロ飛沫）が生成されて、数分で1.5mより遠くへ飛散します。エアロゾルは数mも飛散します。

4 経気道感染 …… 異物を吸い込むことで起こる感染

　土の中や動物の糞に潜むウイルス、細菌、真菌などの病原体が、風などによって空気中に舞ってただよい、それを吸い込むことによって起こる感染のこと。

5 経口（水系）感染 …… 生活水を通して起こる

　経口感染とは水や飲食物を摂取したり、水を介して病原体の付いたものを口に含んだりして起こる感染のこと。水系とは、森林から河川、浄水場、水道などを経由した家庭の蛇口までの経路を言います。動物の排泄物などを介して病原体が生活用水を汚染し、人体に入ったあと、消化器などへの感染が起こる伝播形式です。

　ポリオ、ノロウイルス胃腸炎、ロタウイルス胃腸炎、赤痢、コレラ、O157大腸炎、サルモネラ食中毒、A型肝炎などで、食中

毒の多くはこの伝播方式です。

「**糞口感染**」というのもあります。経口感染と同じ感染経路ですが、人や動物の糞に潜む病源体が、糞に汚染された水や食べ物を通じて口に入り感染を起こす感染のことです。

6 ベクター媒介感染 …… 地球温暖化で拡大する感染症

昆虫やダニなどの節足動物が媒介する感染のこと。熱帯や亜熱帯の感染症の多くがこの伝播形式によります。地球の温暖化により媒介動物（ベクター）の分布に変化が起こり、流行地域が拡大しているものもあります。

代表的なベクター媒介感染症は、カが媒介するマラリア、デング熱、日本脳炎や、ダニが媒介する回帰熱、重症熱性血小板減少症候群、そして、ノミが媒介するペスト、シラミの媒介する発疹チフスです。

7 血液感染 …… HIV（エイズ）の感染経路

輸血を介して、あるいは注射針を使い回すことで、血液中の病原体が伝播すること。医療行為のほか、ピアスを開けるピアッサーや入れ墨針の不十分な消毒、麻薬使用者の注射針の使い回しや共有使用による血液混入なども原因となります。代表はB型肝炎、C型肝炎、HIVでしょう。

8 母子感染 …… 世界的に注意喚起される「TORCH」とは？

　母から子に感染する母子感染には、妊娠中の胎盤経由による「**胎内感染**」のほかに、分娩時に赤ちゃんが感染する「**産道感染**」、授乳による「**母乳感染**」などがあります。

　母から子に限定した直接感染なので「**垂直感染**」とも言われ、先天性風疹症候群、Ｂ型肝炎、成人Ｔ細胞白血病などが代表です。とくに注意を喚起されているのが「**TORCH（トーチ)**」と呼ばれるもので、「Ｔ＝トキソプラズマ症、Ｏ＝「その他」に当たるＢ型肝炎やEBウイルス感染症、Ｒ＝風疹、Ｃ＝サイトメガロウイルス感染症、Ｈ＝単純ヘルペスウイルス感染症」の頭文字をとって、こう呼ばれます。これらの感染症は、母体には軽症でも子どもに奇形や重篤な症状を起こすリスクがあります。

「産道感染」の代表はＢ型肝炎で、Ｔ細胞白血症は「母乳感染」します。

9 性行為感染 …… HIV からシラミまで多種多様

　大きなくくりでは接触感染に入りますが、たんに握手などをしただけではうつらず、性行為を通じて感染するものを言います。

　HIV、性器ヘルペス、尖圭コンジローマ、Ｂ型肝炎、子宮頸がんなどのウイルス感染によるもののほか、梅毒、淋病、性器クラミジアなどの細菌感染によるもの、毛虱などがあります。

6 感染期間と基本再生産数

1 人にうつる期間

感染源となる感染者や動物が、他の人や動物に感染させる可能性がある期間を「感染期間」と言います。

たとえばA型溶血性連鎖球菌が起こす猩紅熱では、菌が入ってからすぐに粘膜に病変が生じ、他人へ感染させる能力が動き始めます。10日くらいで治癒し、粘膜からの排菌はなくなるので、感染期間は感染1～10日の期間となります。

発症前、つまり潜伏期間から感染期間が始まる感染症もかなりあります。**症状が出る前のため、本人はまったく気づかずに感染を広げてしまうので、発症前が感染期間に入るかどうかは、感染拡大を防ぐうえでとても重要です。**

代表ははしかで、新型コロナウイルス感染症もそうです。結核、梅毒などは、未治療だと病巣から間欠的に長期にわたる排菌があり、感染期間は数年かそれ以上にもなります。

マラリアの場合は、治療がうまくいっても感染能力を有した原虫菌が血液中に残存し、治癒後2カ月ほど感染期間が続きます。

いずれにしろ感染期間中は感染の拡大を起こすので、感染症によっては学校保健法でこの期間の出席停止、感染症予防法では強制入院や隔離をする感染症が定められています。

2 感染力の強さは基本再生産数で知る

基本再生産数は学者が自分の国や諸外国のデータを参考に推計した病原体間の感染力の相対的な比較値です。時代、地域によって異なり、社会状況によっても変動します。

そして感染者が、その病気の免疫を持たない人たちの集団内で、全感染期間に感染させる人数の平均値を「基本再生産数 $R0$」と言います。接触1回当たりの感染確率 β と、一定時間に接触する平均人数 c、それに感染期間 D の積、つまり $R0 = \beta c D$ で計算されます。

要するにこの基本再生産数が1以上であれば流行は拡大し続け、1未満であればやがて収束します。ただし、1未満であってもその集団に長く定着する可能性はあります。マスクは β（感染確率）を下げる試み、隔離や外出制限は c（接触する平均人数）を減らす施策となります。

基本再生産数はあくまで平均値であり、感染者が他人に感染させる二次感染の人数は人によってさまざまです。新型コロナウイルス感染症で知られるようになったスーパースプレッダー（著者訳：超拡散者）とは、平均よりはるかに多い人数、通常10人以上に二次感染を起こさせる人を指します。**決して感染力が強い病原体を持っているわけではなく、人に会う機会の多さや生活環境、行動パターンなどにより、誰もがなり得ます。**

実効再生産数とは、実社会での基本再生産数の変化であり、「接触する人数を8割減らせば実効再生産数が1以下になる」といった日本での試算もありました。

3 日本は平常時から感染症に備えている

日本では日々、感染症の患者発生数が迅速に把握され、分析されています。そしてそのデータを公開して感染拡大の防止や治療に活かしています。すべては感染者、とくに死亡者を減らすのが目的であり、この活動を**感染症サーベイランス**と呼んでいます。

感染症サーベイランスには「全数把握」と「定点把握」があります。全数把握は指定された感染疾患について、すべての医療機関に症例の報告を求めるもの。定点把握は、指定された医療機関でのみ感染疾患の発生数の報告を迅速に求めるものです。前者は人口当たりの発生数を求めるために行なわれ、後者は流行の状況を早期に迅速に把握するために行なわれます。調査の結果は、即時に国や地方自治体の感染症対策部門や感染症疫学センターに報告されます。

これによりあらゆる感染症のアウトブレイク（ある一定数を超える爆発的流行）を抑え、治療やワクチン開発につなげる体制が作られているのです。

4 「パンデミック」とは？

　地域的にも時間的にも近い範囲で感染者が多数出現した場合、その集団を**クラスター**と言い、こうした状態が連鎖することを**クラスター感染**と言います。これが広く長い場合は**メガクラスター**です。

　ある地域で日常的にたびたび流行が起きていることを**エンデミック**、世界的レベルで大流行があれば**パンデミック**、その中間で特定地域に特定時間流行することを**エピデミック**と呼びます。デミは「人」、エンは「その場」、パンは「全」、エピは「上に」を意味するギリシャ語です。

　エンデミックの代表はマラリア、エピデミックは季節性インフルエンザ、過去の有名なパンデミックは1918年に世界中で流行したH1N1亜型インフルエンザ、俗にいうスペイン風邪です。

7 感染しやすい人、しにくい人

1 感染しやすい宿主（ホスト）がいる

　同じ病原体に接触しても、誰もが感染して**宿主（ホスト）**になるわけではありません。接触しても感染しないことを「感受性がない」と言いますが、その関係には自然と備わっている病原体との相性があるのです。

　ある動物のみをホストとする病原体は別の動物には感染しませんし、人でも体質や体調によって感染しやすい人、しにくい人がいます。よく「抵抗力がある」と言いますが、これは体内への侵入、体内での増殖、症状の発症を阻止する力のことで、主力は白血球などによる免疫力です。同じ人でも、抵抗力（免疫力）は日々の食習慣や生活習慣で高めることができます。

2 咳も下痢も病原体への防御システム

　人間の体は、病原体を防御できるように進化してきました。

　まず、ヒトの体表を覆う皮膚の表面は、上から順に皮脂膜や角質、重層扁平上皮といった丈夫な細胞が密集した層によって病原体の侵入を防いでいます。

　さらに皮膚は、一番上の表面が定期的に剥がれる落屑によって、付着した病原体を外部へと排出します。ところが傷やひどい肌荒れを起こしたところはこの構造が損なわれ、病原体の侵入をゆる

してしまうわけです。ですから全身の保湿ケアをして皮膚のうるおいを保つことは大切です。

胃液に含まれる塩酸や膣内のデーデルライン桿菌には酸による殺菌力や静菌作用があります。前者はコレラなどの感染を防ぎ、後者はカンジダ膣炎などを予防します。

さらに皮膚や口腔、鼻腔、腸内には善玉の細菌が常在しており、通常は病原体の定着をゆるしません。しかし抗生剤の服用や下痢などで善玉の細菌の一部が死滅すると、たちまち抵抗力が失われ、感染が起こることもあります。

鼻や気管支などの気道の繊毛は病原体の侵入を防ぎ、また、体外に排出します。これら自然な体の防御作用を、素人判断で鎮めようとして、咳止め薬、下痢止め薬、解熱剤を用いてしまうのは、治療として必ずしも得策ではありません。かえって症状が長引くこともあるからです。やはり各感染症に適した治療の対策を、医師と相談のうえで行なう必要があります。

ちなみに下痢や咳、くしゃみなどは病原体を体外へ排出して病状の悪化を防ぐ機能ですが、当人には防御であっても、病原体が外へ出るので他人にとっては感染の原因になるわけです。見方を変えれば、下痢も咳もくしゃみも菌やウイルスが宿主を拡大する戦術と言えるでしょう。

8 免疫には種類がある

免疫はどのようにしてできるのか？

　病原体から私たちの体を守るシステムが、**免疫**です。一口に免疫といってもさまざまな形態がありますので、見ていきましょう。

1 自然免疫 …… 白血球が頼りの防御作用

　自然免疫とは、誰もが持っている基本の免疫機能です。体内に侵入した病原体を、白血球である好中球やマクロファージと呼ばれる貪食細胞が取り込み、どんな病原体なのかを示す情報を抽出しTリンパ球に伝達したのち病原体を破壊します。

2 獲得免疫 …… 感染、予防接種で生じる免疫力

●感染で生じるケース

　自然免疫によって、病原体の情報はTリンパ球に伝えられ、排除されました。さらに同じ病原体が時を経て再び体内に侵入したとき、白血球の好中球やマクロファージから病原体の情報を得たヘルパーTリンパ球はサイトカインという生化学物質を放出して、その病原体に感染した細胞のみを攻撃するキラーT細胞の増殖を促します。この一連の防御を細胞性免疫と言います。

　生まれつき体内に備わるBリンパ球は、自然に存在するほとんどの抗原に対応した抗体分子を表面に持っており、ヘルパーTリンパ球の指令に応じて病原体に適した「特異抗体」を作ります。

この特異抗体が病原体に結合して防御作用を発揮することを「液性免疫」と言います。

●予防接種（ワクチン）で生じるケース

獲得免疫は、感染力、または**毒性を薄めた生ワクチン**や**感染力を除いた不活化ワクチン**を用いた予防接種でも備わります。抗体の有効期間は病原体によって大きく異なり、インフルエンザでは約半年、麻疹では予防接種で十数年、麻疹に感染した人は生涯免疫力があるというのが通説です。

●予防接種について

日本には、**無料の定期予防接種**と**有料の任意予防接種**があり、ほかに、外国だけで行なわれている予防接種があります。

定期予防接種は、国内において将来の撲滅を図る感染症と、感染すると重篤な経過をたどる死亡率の高い感染症を指定し、公費負担で行なうものです。

任意予防接種は、かからないほうがいい感染症を対象として希望者が有料で受けます。流行性耳下腺炎（おたふくかぜ）、インフルエンザ、A型肝炎、髄膜炎菌感染症が該当します。

定期予防接種はすべての小児が受ける必要があり、任意予防接種も可能な限り受けておくべきです。思春期以降、どのような予防接種をしたほうがよいか、9ページの一覧表を参照してください。

「予防接種は子どもがするもの」と思っている人は、「えっ、そ

うなの？」と意外に思われるでしょう。でも、これが世界標準です。

　接種による副反応は、十分に検討したうえで認可しているので心配はいりません。

　ワクチンによって多少異なりますが、1～3日間の赤い腫れ、痛み、微熱、倦怠感などの副反応が出るのは接種者の1～3割です。内臓や中枢神経に重篤な副反応が残るのは10万～100万回に1回前後、死亡は100万人に1人以下です。

　この数は交通事故による障害、死亡に比べて100分の1以下と、かなりまれなことを示す数値です。ちなみに「子宮頸がんが予防接種で発症した」とマスコミで騒がれた副障害は、公表もされずマスコミもまったく報じませんが、「ワクチンによるものとは言えない」という厚生労働省の研究班の結果報告が出ています。

3 受動免疫 …… 人から人へ免疫をうつす

　病原体への「特異抗体」を他人から受けて免疫力をつけることを受動免疫と言います。代表的なのが「移行抗体」で、妊娠中に胎盤を経由してさまざまなIgG抗体が胎児に移行し、それにより赤ちゃんは生後半年間くらい病原体に感染しにくくなります。授乳中も、とくに初乳にはIgA抗体が多く含まれ、腸管感染などを防ぎます。これが「母子免疫」です。

　受動免疫は医療行為にも応用されており、静脈注射や輸血で他

人の特異抗体を感染者へ移行させる血清療法やガンマグロブリン療法などが行なわれています。

4 遺伝的要素 …… ○型の人はコロナにかかりにくい！？

　遺伝も感受性や抵抗力に関与しています。それが明らかなのが、鎌状赤血球症の人がマラリアにかかりにくいことです。鎌状赤血球症は一種の劣性遺伝疾患で、父母から受け継いだそれぞれの染色体が２本とも異常だと重症の貧血になりますが、１本だけ異常の人では半分の赤血球が鎌状となります。貧血の問題が起こらないばかりか、マラリアにかかりにくくなります。この１本だけ異常な遺伝子を持つ人が、マラリアの多い赤道周辺の地域の人に多くなっています。これは、より生存可能性を高めるための現象で、進化論の自然淘汰が作用した結果です。

　遺伝によって決まるABO型血液も、いくつかの感染症へのかかりやすさが関係します。ノロウイルスは○型で感染が多く、B型では少なくなります。また、新型コロナウイルス感染症COVID−19ではA型の人がかかりやすく、○型の人は、ややかかりにくいという報告があります。抗A型抗体はこの感染を防御しますが、A型ではこれが血液中にないからと説明されています。

5 集団免疫 …… 抗体を持つ人が増えればどうなるか？

　個々人の感染によって、あるいは予防接種によって、集団内に特定の病原体への**特異抗体を持つ人の割合が増えると、その免疫がない人への感染も防ぐ効果が生まれます**。これを「集団免疫」と言います。たとえば新型コロナウイルス感染症では60％前後の人が持てば集団免疫が生じると推測されています。その他の感染症の集団免疫率については次ページの 表1 に示してあります。

　集団免疫ができれば、たとえば乳幼児のときにロタウイルスの予防接種を受けていない年長者への感染が減りますし、成人へ百日咳の予防接種をすれば、死亡率の高い新生児の発生数も減少します。ただし集団免疫を作れるのは、接触感染、飛沫感染、経口感染をする病原体の場合だけで、傷口から菌が入る破傷風などには適用できません。

　集団内で免疫を有する人の割合が一定以上になると流行が防止できますが、先に見た基本再生産数が大きければ流行が拡大します。綱引きのような関係にあるこの2つの指標について、主な感染症を表にまとめました。

表1 基本再生産数の推定値と流行防止に必要な集団免疫率の推定値

感染症	基本再生産数の推定値	集団免疫率の推定値（%）
麻疹	16～21	90～95
百日咳	16～21	90～95
流行性耳下腺炎	11～14	85～90
水痘	8～10	90
風疹	7～9	80～85
ポリオ	5～7	80～85
天然痘	5～7	80～85
インフルエンザ	2～3	50～70

6 流行を左右する基本再生産数と集団免疫率のせめぎ合い

「基本再生産数」は、人との接触1回当たりの感染確率と、一定時間に接触する平均人数、それに感染期間の積で、1以上だと感染は拡大し、1未満でやがて収束します。

「集団免疫率」とは、その集団内で何%の人が自然感染ないしは予防接種で特異抗体を獲得すれば、感染が収束するかを示した割合です。$1-\left(\dfrac{1}{\text{基本再生産数}}\right)$ で算出できます。

例として、インフルエンザで計算してみましょう。

インフルエンザの基本再生産数の推定値は2～3ですから、例えば基本再生産数を3で計算すれば、

$1-\left(\dfrac{1}{3}\right)=0.67$ となり、四捨五入すると表の70（%）となります。

●実効再生産数と基本再生産数の関係

社会状況によっても変わりますが、新型コロナウイルス感染症の基本再生産数の推定値は2〜3、感染流行防止に必要な集団免疫率は60％くらいと推定され、ともにインフルエンザと同じか少し高いくらいとされています。

実社会での基本再生産数は流行状況や予防対策で経時的に増えたり減ったりして変化します。そしてこの変化を反映させた"1人が感染させる平均感染者数"を、**実効再生産数**と言います。

実効再生産数＝（1－α）×基本再生産数

となり、αは集団免疫で下がる率、あるいは予防対策で下がる率、ないしはその双方で下がる率です。

●実効再生産数の変動が流行拡大、収束を左右する

感染や予防接種で特異抗体ができて免疫を獲得した人の割合である集団免疫率が高まれば、実効再生産数は低下し、1を割れば次第に流行は収束し、集団免疫によって流行は収まっていきます。

もちろん実社会では、三密を避け、マスクをするなどの他の予防対策も行ないますので、実効再生産数はさらに低下します。日本での新型コロナ感染症の実効再生産数は、流行が始まってから1〜1.5の間で変動していました。欧米に比べてかなり低いのは集団免疫によるのではなく、予防対策にあると言えます。

9 かかったかな？ 感染症の検査と診断

第1章

人類と感染症2000年の闘いを30分でおさらい

1 顕微鏡で見つけるのが検査の基本

　検査の基本は、病原体そのものを検出することです。マラリア、原虫など比較的大きな病原体は光学顕微鏡や肉眼で現物を確認できます。細菌を特定する細菌検査では、感染部位の組織、あるいは痰や便などの排泄物から「検体」を採取し、顕微鏡で観察して分類、当たりをつけます。さらに分離培養と言って、細菌の増殖量に影響を与えるいろいろ異なった栄養分が入った培養シャーレ（ガラス製の円形の容器）を使い分けて増殖に差があるかを調べて、細菌の種類を見分けます。「培地」とは、シャーレの底に寒天状の栄養を詰めたものがおなじみで、人工的に作りあげた微生物などの繁殖環境を指します。このとき同時にどの抗生物質が効くかも調べます。

　難しいのは、たとえ菌が見つかっても、それが病原とは限らないことです。たとえば糖尿病患者では尿中に多くの細菌が見つかりますが、その細菌特有の病気を起こしていないことも多くあります。それゆえ感染症にかかっていないのに、**偽陽性**の診断を受けてしまうことがあるのです。逆に結核などは、本当は感染して感染症状はあるのに細菌が見出せず、感染してないとしてしまう**偽陰性**もよくあります。

2 PCR検査とは？

PCRとはポリメラーゼ連鎖反応（polymerase chain reaction）

61

の略です。Pは遺伝子を増幅させる酵素の「ポリメラーゼ」、Cはそれを連鎖的に起こさせる「チェーン」、Rは「リアクションで反応のことです。

　これはDNAポリメラーゼという酵素を用いて、感染疑いのある人の検体からとった、極めてわずかな量のDNAを、判定に必要な量にまで増幅する作業のことで、ねらった特定のDNA断片だけを高濃度で増幅させることができます。しかも増幅に要する時間はわずか2時間程度です。応用範囲が広く便利なので、細菌や原虫などの病原体診断のほか、犯罪捜査にも使用されています。

　なぜ、DNAを増幅させるかというと、特にウイルスの場合はそのままだと小さすぎて、光学顕微鏡では見えないからです。電子顕微鏡なら見えますが、高価な設備が必要なので、電子顕微鏡は日常の診断法に用いられていません。

　RNAウイルスの場合は、逆転写酵素RT（リバーストランスクリプターゼ）でDNAに変換してから増幅させる方法がとられ、これをRT-PCR法と言います。RNAウイルスである新型コロナウイルスにはこの方法が用いられます。

　なお、新型コロナウイルス感染症の流行に際して感染抑止の代名詞のように叫ばれたPCR検査にも、実際はいくつかの欠点があります。次の項目で説明します。

3 だから、やたらに PCR 検査を広めると、かえって危ない

実際は感染しているのに、検査で陰性と出てしまう人を、「偽陰性者」といいます。実際は感染していないのに、検査で陽性と出てしまう人を、「偽陽性者」といいます。

感染者を正しく検査で陽性と抽出する割合を「敏感度」といい、非感染者を正しく検査陰性とする割合を「特異度」といいます。

検査を受けた人のうち、何人感染者がいたか、その割合を「有病率」といいます。また、検査陽性者のうちの何割が感染者なのかを示す割合を「陽性的中率」といいます。

表2 に検査対象者100人、敏感度70％、特異度90％、有病率10％での検査結果の例を示します。途中の計算式や、表の内容にわからないところがあっても、最後まで読み進めていただければ、「そういうことか！」と、おわかりになると思います。

表2 偽陰性、偽陽性、敏感度、特異度、有病率の例

	感染者	非感染者	合 計	感染者＝10　非感染者＝90
検査陽性	7	9	16	敏感度＝7/10＝70％ 9＝偽陽性者 検査陽性者＝16
検査陰性	3	81	84	特異度＝81/90＝90％ 3＝偽陰性者 検査陰性者＝84
合 計	10	90	100	有病率＝10/100＝10％ 陽性的中率＝7/16＝43.8％

検査で陽性となった人のうち、何人が本当に感染しているかを

示す割合である陽性的中率は、感染者÷検査陽性者なので43.8%になります。

　検査結果を予防に生かすには、誤って感染なしとしてしまう偽陰性を出す確率を低く抑えることと、誤って感染ありとしてしまう偽陽性を出す確率を低く抑えることが大切です。つまり、敏感度と特異度が高い検査で精度を上げることが大切です。

**　ところが、ここに多くの感染症専門家でも知らない大きな落とし穴があります。**

　検査陽性者の何割が真の感染者かを表す陽性的中率は、検査対象の何割が感染者であるかの有病率に大きく左右される点です。

　言い換えれば、感染者の可能性の低い人たちを検査対象にすると、「感染してないのに感染しているとされてしまう『偽陽性者が大量に出てしまう』」のです。

　新型コロナウイルス感染症に関して、日本では当初、そして2021年2月現在でも、中国、韓国、欧米に比べてPCR検査数が少ない。当初は、検査を受けるのは、「発熱4日以上、肺炎など感染を疑わせる症状のある人、感染者の濃厚接触者」に限定していました。検査対象を広げずにいた裏には、いたずらに偽陽性者を増やさないという戦略があったと私は踏んでいます。

　具体的に数字を入れて見てみましょう。

　新型コロナウイルス感染症のPCR検査では、「敏感度」は70%前後ですが、「特異度」は、日本のオリンピック体操男子代表が

表3	日本での PCR 検査における陽性的中率			
	感染者	非感染者	合　計	有病率＝1/10万　感染者＝10 非感染者＝99990
検査陽性	7	100	107	敏感度70％＝7/10 偽陽性者 ＝100　検査陽性者＝107
検査陰性	3	99890	99893	特異度99.9％＝99890/10万 偽陰性者＝3
合　計	10	99990	100000	検査陰性者＝99893 陽性的中率＝7/107＝6.5％

偽陽性であることが報じられたように、100％ではありません。日本では99.7％以上、武漢では98.8％という報告が2021年にありました。そこで、特異度は、検査としてはかなり高い99.9％とします。おおざっぱに2021年初頭で感染者は一日1万人としても有病率は1万人に1人以下ですが、仮に1／10,000としましょう。たとえば人口10万人のある都市の全員を対象に検査を実施すると 表3 のようになります。

　表の検査陽性者のうち真の感染者はたったの6.5％です。検査陽性107人のうち93.5％、つまり、100人は感染してもいないのに感染とされ、2週間の自宅待機かホテル滞在を強いられ、基礎疾患があれば入院でしょう。ホテルや病院は多くの偽陽性者である非感染者がベッドを埋めてしまい、下手をすると満杯となり本当の感染者が入院できなくなります。

　また、その偽陽性者の濃厚接触者の追跡調査が行なわれれば、さらにまた多くの人が偽陽性となってしまう悪循環となり、偽陽性者はネズミ算式に増えてしまいます。

　ちなみに陽性的中率は、有病率が1000人に1人では41.2％、

100人に1人では87.5％となります。感染者が日本の10倍以上と高い国では、検査対象者を広げても日本ほど大きな問題にはならないでしょう。一方、敏感度70％だと、本当の感染者でも、30％は検査で陰性と出てしまい、これら偽陰性とされた人が周りに感染を広げることになりかねません。

こういう問題点を論じないで、あるいは知らないまま、検査対象者を感染可能性の高い人に絞らずに全員へのPCR検査の拡大を主張するのは、感染症対策として誤っています。感染症に限らず、すべての疾患の診断に、この陽性的中率を考慮する必要があります。

4 抗原－抗体反応検査

あらかじめ作成してある抗体と反応するか否かで検出する方法もあります。どのようにして目に見える形で検出するか、その方法によって免疫電気泳動法、酵素免疫法、蛍光抗体法、沈降法、免疫拡散法などがあります。インフルエンザの迅速検査キットでは、鼻や喉で増殖したウイルスを綿棒などでぬぐい取り、A型、B型それぞれの変異ウイルスに特異的なモノクローナル抗体（単一分子抗体）に結合させ、それぞれの反応の違いによって診断をします。

第2章

空気、飛沫、飲食物、生活水、ペット etc.…

感染から身を守る日常生活のコツ

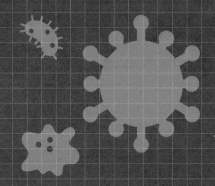

1 感染症対策の基本

　個人ができる感染対策としては、「食事や運動、睡眠などで免疫力を高めること」「ワクチン接種」「掃除などによる除菌」の、3つの基本があります。

　この3つをきちんとやれば、多くの感染症についてリスクを半分から3分の1に減らすことはできるでしょう。

　上記3つに加え、さらに「感染知識を身につけること」で、たとえばインフルエンザに対しては1.5m以内で他人と面と向かう場合にマスクをする、不特定多数の人が指で触れるものに触れたらすぐに指先をアルコール消毒する、といった方法で、おそらく95％以上の確率で予防ができます。私は地域や職場の健康診断に従事していますので、1m以内で、ときに感染している人や治療中の人の肌に素手で触れていますが、この10年間で一度もインフルエンザには感染していません。

　そのように対策をちゃんと行なえば、恐れる必要はないのです。

　また、感染症への抵抗力は、「栄養状態」「腸内細菌の具合」「自律神経の機能」「ストレス」の4つが深く関与しています。これら4つはどれも免疫力を高め、維持するための重要な要素です。

　その詳細と強化するための方法を見ていきます。**どれか一つだけ100点を目指して頑張るのではなく、70点でもいいから、全体的にやっていくことが効果を高めます。**

2 食べて免疫力を高める

> 栄養の偏りが
> 感染症を
> 呼び起こす

第2章 感染から身を守る日常生活のコツ

　ヒトは体内で合成できない栄養素がいくつもあり、これは日々の食事でとらなければなりません。具体的には、必須アミノ酸、不可欠脂肪酸、ビタミン、ミネラルなどで、これがないと体内の代謝がうまくいかず、免疫力も落ちてしまいます。

「これを食べれば食べるほど健康になる」という誤った情報に踊らされてはいけません。特定の食品で健康にはなれないのです。

　バランスよく食べていればサプリメントも本来は必要がなく、アメリカの食品医薬品局（FDA）は、「サプリメントが人をより健康にするということはない」と公式見解を出しています。これを受けてサプリメント生産会社は、「サプリメントはバランスのとれた食事がとれず、ある栄養素が欠乏している人向けに販売している」と声明を出しました。

摂取基準のある栄養素

●**炭水化物**…総エネルギーの50 〜 65％が摂取基準。

●**ビタミン**…ビタミンは、A、B群、C、D、E、K、葉酸（ビタミンB_{10}やB_{12}に含まれることも）など13種が必要。

●**ミネラル**…ミネラルは16種が必須で、13種で摂取基準が定められています。カリウム、カルシウム、リン、マグネシウム、鉄、銅、亜鉛、ヨウ素などは、不足しないよう注意が必要なミネラルの代表。とくに日本人が不足気味なのはカルシウムです。

●**食物繊維**…食物の消化吸収、排便、腸内細菌叢と深い関係があり、摂取基準量は1日に24g以上。

69

3 運動で免疫力を高める

やりすぎは
逆効果

適度の運動は免疫力を高めてくれます。その理由は、体温の上昇、末梢までの血流の増加、筋肉量増加による基礎代謝の向上などによって体力や免疫力にかかわる臓器の機能が高まり、加えて免疫を強化する白血球や体内物質の分泌も高まるからです。

　しかし**息が荒くなるほどの激しい運動は、一時的に免疫力の低下を招きます**。体への過剰な負担が血液中の免疫細胞の数や機能を低下させ、ストレスホルモン分泌や粘膜経由の感染を防ぐIgAの下降が感染を起こしやすくしてしまうからです。実際、体を激しく酷使するプロスポーツ選手は風邪を引きやすく、上気道炎やヘルペス、皮膚真菌症にかかりやすいことが報告されています。

適度とは？　どんな運動がいいのか？

　お勧めは1回20〜60分、週3回程度の有酸素運動です。日常生活で誰でも手軽にできる早歩きです。少し脈拍が増加する程度で1日7000〜8000歩のウオーキングが最も免疫力を高めます。望ましい運動強度はその人の最大脈拍数の40〜60％となる負荷量で、以下の式で割り出せます。

（220−年齢−安静時脈拍数）×0.4〜0.6+70

　35歳で安静時脈拍数が70/分であれば116〜139。50歳なら110〜130となり、おおむね100〜150の間になります。脈拍数の表示される万歩計で自身の適正歩行速度を調べるといいでしょう。

■ 免疫力を高める簡単な運動

家で
- ラジオ体操
- 簡単なストレッチ
- 股割り20秒を1日数回

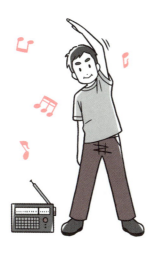
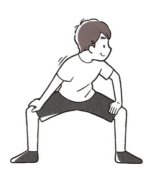

床のぞうきんがけ、ほうきによる掃き掃除、腕を伸ばしての洗濯ものを干す作業、調理、買い物などの家事も適度な運動になります！

会社で
- 座ったまま首、腰、脚をゆする
- 腕を上げて8の字に回してみる

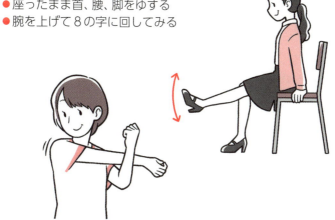

4 睡眠で免疫力を高める

1 睡眠の3条件をしっかり維持する

　睡眠不足になると免疫力は低下します。

　「睡眠7時間以下の人は8時間以上の人の3倍、風邪にかかりやすかった」 という研究結果もあります。睡眠6時間以下では前述したIgAが減少し、白血球の貪食機能や抗原を記憶する細胞免疫機能が低下します。

　しかし個人差もあるため、十分な睡眠をとっているかどうかは、**「朝起きたときによく寝た感がある」「日中は元気に活動できる」「昼食後以外に日中眠くならない」** の3点が指標になります。

　寝つきが悪いのを気にする人もいますが、上記の3点が十分なら睡眠不足ではありません。寝つきが悪いという人の入眠平均時間は10分強で、そうでない人の平均8分とさほど差はありません。

　睡眠にはノンレム睡眠とレム睡眠があり、前者は体も脳も眠っている状態、後者は体が眠っているけれど頭は起きている状態です。睡眠時間中、2つの睡眠はワンセット90分の周期を4、5回繰り返しています。

　十分な睡眠をとるには、最初の90分がカギです。入眠最初のノンレム睡眠では体温が下がることがスムーズな入眠には必要で、そのためには就寝90分くらい前にお風呂に入るといいでしょう。入浴で温まった体がベッドに入ってからも冷え、その分眠気を誘います。就寝少し前のシャワーでも大丈夫です。

●いい眠りのコツ

足腰が冷えて布団に入ってもなかなか寝つけない人は、あらかじめ湯たんぽで布団を温めておいて入るときに取り去るか、タイマー付き布団乾燥器や電気毛布などを10～20分で切れるようにします。

足が冷えても、靴下は脱いで寝ましょう。穿いたままだと、足からの熱放出が妨げられ、深部体温が下がりにくくなります。足が温まったら脱ぐか、靴下を穿かなくてすむように、足湯をしてから寝るといいでしょう。

暑さも眠りに影響します。夏はクーラーを使用して適温26～28℃を保ち、朝寒いと感じるようならスリープモードで深夜に切ります。

夕食が遅すぎると肥満から免疫力低下を来すので、就寝3時間前にはすませましょう。カフェインの入った飲料やタバコは覚醒作用があるので就寝の数時間前までに。寝酒は入眠しやすくなるものの、睡眠が浅くなるので睡眠不足を感じる人はやめましょう。

就寝時刻はできれば24時前。**起床時刻は前夜寝入った時刻にかかわらずできるだけ毎朝同じ時刻**にし、目覚まし時計を使わず、自然に目が覚めるのが理想です。

朝は起きたらカーテンを開けてあるいは、数分でも外に出て、1～2分ほど日光を浴びます。眠気を促すホルモンであるメラトニンの分泌を日光で抑えることによって、毎朝の起床リズムを整

えるためです。朝20分ほど散歩や通勤で駅まで歩けば、皮膚内で免疫力を高めるビタミンDが活性化され一石二鳥です。

逆に就寝前は、メラトニン分泌を止めてしまわないよう、強い光、とくにブルーライトが目に入るのを避けます。就寝1時間前から部屋は薄暗くし、スマホやパソコンの使用、ベッドでの読書などは避けます。就寝前1〜2時間はゆったりと音楽を聴いて心を鎮め、副交感神経を優位に切り替えていくのもよいです。

2 睡眠不足はどう解消するか？

睡眠不足が積み重なることを「睡眠負債」といい、体調が悪くなり、免疫力も落ちます。しかしこれを取り戻そうとして、週末に寝だめするのは起床のリズムを崩すのでよくありません。しかもたった1日30分の睡眠負債を取り戻すためには、毎日十数時間の睡眠を数週間続けないと解消されないことがわかっています。

頭がボーっとしていて集中力がない、昼間眠くなる、いつもだるい、風邪を引きやすいなど体調が優れないことがあれば、睡眠不足と不規則な睡眠に原因があると考え、睡眠を規則的にし、1時間ほど睡眠時間を長くしてみるのがよいでしょう。

最後に、ベッドの硬さや枕など自分に合った寝具を見つけることも重要です。もし、こうした環境を整えても睡眠不足を感じるのであれば、睡眠外来を受診することをお勧めします。

5 ストレスを解消して免疫力を高める

1 自分なりの解消法を見つけよう

　適度のストレスは健康を保つためには必要ですが、強すぎるストレスがかかると交感神経が優位となり免疫にかかわるリンパ球が減って免疫力が低下します。また粘膜免疫を担うIgAも低下し、気道からの感染が起こりやすくなります。

　日常生活でのストレス要因として、職場の人間関係や仕事の内容、仕事量がよく指摘されます。そのほかにも事故や病気、家族の不幸、失恋など非日常の出来事も大きなストレスの要因になるでしょう。

　ストレスへの対処法は、個々人によって異なりますので、自分に合った方法を見つけておきたいものです。ゆったりとお風呂に入る、好きな音楽を聴く、雄大な自然に親しむ、冥想、部屋の模様替え、ヘアスタイルを変える、洋服を買う、仲のよい友だちと飲食する、カラオケ、ゲーム、スポーツ、絵画や演奏、料理、日曜大工、庭仕事などなど。何かに打ち込んだり、旅行をしたりして日常から離れるのも一つの策でしょう。

　どうしてもストレス解消ができないのであれば、専門家のカウンセリングを受けることも一考に値します。

第2章 感染から身を守る日常生活のコツ

2 タバコも酒も免疫機能を害する？

　タバコは間違いなく、肺の免疫機能を低下させます。それはタバコの煙が、肺胞の「マクロファージ」と呼ばれる免疫細胞を壊してしまうからです。マクロファージは気道から入る病原体を察知し、その情報をT細胞に伝え、さらにT細胞がB細胞を刺激し、抗体を作るしくみになっています。

　もし喫煙者であっても、禁煙さえすれば、ある程度の免疫力を回復させることができます。

　一方でお酒については、2018年に「アルコール摂取ゼロの人は死亡率が低い」という研究結果が出ました。結果を受ければ、お酒を控えるほど、健康的に生活できることになります。

　しかし、昔から「酒は百薬の長」と言われ、適量なら体によいと言われ、「適度の飲酒者では風邪などの気道感染症が少ない」という報告が、イギリス、スペイン、日本にあります。

　アルコールには血管を広げ、心筋梗塞などの虚血性心疾患になりにくくする効果があります。個人差はありますが、肝機能異常を来さないアルコールの適量は１日35ｇ、日本酒なら１合、ビールなら大瓶１本、ワインやウィスキーならグラス２杯、焼酎は200ml缶１本が目安です。私としては楽しく心豊かに免疫力を上げるため、むしろ適度の飲酒を推奨します。

6 家の中ではココに注意

第2章 感染から身を守る日常生活のコツ

　自身の免疫力低下で起こる日和見感染を除けば、危険な感染症を起こす病原体が、ふつうの家庭環境に常在していることはありません。問題は2020年の新型コロナウイルス感染症のパンデミック時のように、感染症が流行している場合です。

　流行している病気がどのような感染経路を経るタイプなのか、家族や同僚に感染者がいるのかによって環境対策は異なります。ここでは一般論として**感染症が流行しているときの環境対策**を述べていきましょう。

1 家庭内でリスクの高い場所は？

　感染を防ぐために、家庭内で気を遣わなくてはいけない感染リスクの高い場所は、**玄関、洗面所、トイレ、キッチン、ダイニング、浴室**などです。いずれにも共通するのが手指を介しての汚染です。とくに**扉のドアノブ**は、すべての部屋にリスクがあります。

　浴室では体についていた病原体が浴槽や床に飛び散るほか、真菌であるカビが繁殖します。トイレでは用を足したあと、蓋を閉めないで流すと便器や床、壁などそこら中にウイルスが飛び散りますし、換気扇にも病原体が付着しやすくなります。床や寝具には埃の中にダニやそのほかの病原体もいます。

　キッチン、玄関については79ページの図を参照ください。

2 掃除が大事

　感染のリスクが高い場所を多々あげましたが、同居する家族にインフルエンザなどの気道感染症やノロウイルスなどの食中毒になっている人がいなければ、いくら世間で流行していても、さほど神経質に除菌や消毒をする必要はありません。ふだんどおりの清潔な生活で大丈夫です。掃除も週に1～2回程度でよいでしょう。テーブルや床は拭き掃除をし、掃除する際は窓を開けて、マスク、できれば保護メガネをするなどで十分です。マットを毎日取り替えるとか、玄関を毎日掃除する必要はありません。

　日常的にとくにアルコールを使用しなくても、界面活性剤の入っている中性洗剤であれば、ほとんどの病原体に有効です。食べ物などの有機物が付着していれば、弱アルカリ性の洗剤を用い、血液などの汚染にはアルカリ性洗剤を用いて、病原体への消毒効果を上げるようにします。

　神経質になりすぎる必要はありませんが、ふだんから次のような対策をしておくと不測の事態にも対処できてなおいいでしょう。
- ●掃除機を一方向へかける
- ●テーブルや床の拭き掃除も最初は乾いた布で一方向へ拭く
- ●手拭きタオル、洗面所のコップなどは共有しない。家族それぞれのものを用意する

■ 家で病原体の潜伏に注意すべき場所

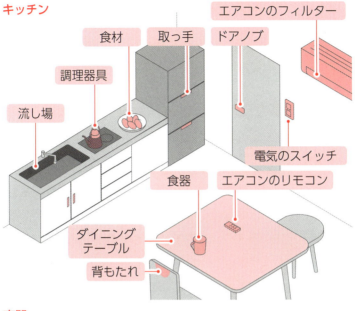

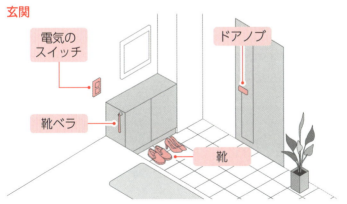

- ★トイレは便座はもちろん床や横の壁や換気扇なども含め全体的に注意。布製トイレマットや便座カバーは毎週洗濯しないかぎり、除去したほうがよい。できればスリッパも洗えるものを
- ★風呂場も全体的に注意
- ★「消毒」でなく、薄めた中性洗剤などを含ませた布で定期的に拭き掃除をすればいい

7 公共施設ではココに注意

1 病原体がついている場所

　一般的なオフィスにおけるウイルスの掃除法は、家庭とそれほど変わりません。清掃業者に定期的な掃除を任せていても、会議室のデスク、コピー機やファックスなど、多くの人が触れるものは、毎朝、あるいは使用前に薄めた洗剤を含ませた布などで拭きます。しかしその後すぐにまた感染者が触る可能性もあるので、個々人が事前および事後に手指を消毒することが欠かせません。

　では、そうした接触感染が起こりそうな場所はどこか？　そして、いくつか簡単な対策案を述べておきましょう。

- ●出入口のドアノブ
- ●インターフォンや呼び出し電話
- ●エレベーターのボタン
- ●電気のスイッチ
- ●階段の手すり
- ●買い物かご（➡肘で持つ）
- ●つり革
- ●靴ベラ（➡自分のものを持参）
- ●蛇口や水洗トイレのレバー（➡トイレットペーパーで覆う）
- ●紙幣・コイン（➡スマホ決済にする）
- ●スーパー、コンビニの支払いパネル（➡タッチペンを持参）
- ●カード（➡暗証番号でなく自分のペンでサインする）
- ●スマートフォン（➡他人には渡さない）
- ●書類や郵便物（➡数時間放置してから開封する。会議資料は手渡しせず、各自が机上からとっていくようにする）

■ オフィスで病原体の潜伏に注意すべき場所

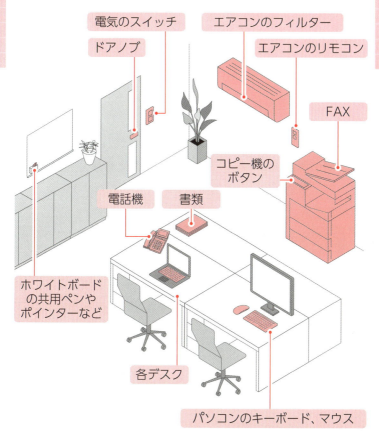

- 電気のスイッチ
- ドアノブ
- エアコンのフィルター
- エアコンのリモコン
- FAX
- コピー機のボタン
- 電話機
- 書類
- ホワイトボードの共用ペンやポインターなど
- 各デスク
- パソコンのキーボード、マウス

第2章 感染から身を守る日常生活のコツ

★コピー機など、共同使用するものは、1日1回拭き掃除を
★インフルエンザ流行時や新型コロナウイルス感染症予防では、各人がアルコール消毒液を入れたアトマイザーを常時携帯し、入室時やトイレのドアノブ、蛇口、エレベーターボタン、コピー機のボタン、共有のキーボードなどの使用後、書類の受け渡し後など、他人が手で触れたものに自分も手で触れた場合は、その都度すぐに両手の指に15秒程度で乾く量のアルコール消毒液を拭きかけ、手指と爪先を細かく擦るのが、万全の予防策となる

2 気温・水質管理も大事

　野球場、劇場、遊園地、温泉などの娯楽施設、大型販売店、旅館や会議・宴会施設、電車や航空機などの交通機関、食品生産・製造・供給施設、病院・老人ホーム・デイケアセンターなどの医療福祉施設などに共通していえる点を見ていきます。

　室内の温度、湿度、換気がビル管理法などの法律で定められています。低温、低湿度ではインフルエンザなどの冬期流行の気道感染症が増殖しがちです。高湿度が続けば真菌が増え、換気が不十分だと結核・はしか・みずぼうそうなどの飛沫核感染（空気感染）のリスクが高まります。

　水質管理も大切です。貯水槽のある建物、浴場・温泉、食品関係施設、医療福祉施設などには、経口感染、食中毒予防の観点から、定期的に検査を実施することが義務づけられています。事業で出る廃棄物も感染予防の観点からの処理方法が定められています。ホテル・旅館、医療福祉施設などでは寝具やタオルを洗濯によって消毒する必要があります。

　公共施設は、管理、対策が十分に正しく行なわれているか、管理者による点検といったモニタリングが義務づけられています。

8 病原体の生存期間

1 飛び散ったウイルスの生存期間

　ものについたウイルスが、どのくらいその物体の表面で生存しているのかを表にしました。病原体によっては拭き取られるまでずっと感染力を保っていますから、清掃は非常に重要です。

表4 病原体の自然環境での生存期間

ウイルス・細菌名	物表面での生存期間
アデノウイルス	7週間
ノロウイルス	3〜4週間
B型肝炎	1週間以上
インフルエンザ	1〜2日間
RSウイルス	7時間
ライノウイルス	3時間
新型コロナウイルス	半日〜3日間
緑膿菌	半日〜16カ月間
黄色ブドウ球菌	7日〜7カ月間
アシネトバクター芽胞	3日〜5カ月間
大腸菌	5日〜4カ月間
クロストディオイデス	5カ月

2 どのように消毒するか？

　病原体の消毒には、通常、病院の掃除で使用する「上水準」に次ぐ「中水準消毒薬」を用います。次亜塩素酸ナトリウム、消毒用アルコール・イソプロパノール、それに皮膚に使用するポピドンヨードです。

　細菌、ウイルス、芽胞を含む真菌ほぼすべてに有効な次亜塩素酸ナトリウムの濃度は、通常0.02 ～ 0.06％にしますが、血液で汚染されたものがあれば0.05 ～ 1％にします。

　消毒後は金属が腐食することもあるので数分後に拭き取ります。「除菌」とか「滅菌」という触れ込みの薬品には十分な濃度のアルコールが含まれていないものもあるので注意してください。

　なお、次亜塩素酸水は消毒薬ではありません。消毒用アルコールは濃度70 ～ 85％の液体である必要があり、60％以下、あるいは90％以上では消毒効果が落ちます。日本薬局方の消毒用アルコールは、エタノールの濃度が76.9 ～ 81.4％と定められています。

　消毒を行なう場合は、手袋をして肌荒れを防ぎます。それぞれの洗剤は使用法に記載されている濃度にします。

9 手洗い、うがい、マスクでの予防は限定的

現実的な方法か？

1 手洗いの盲点

「こまめな手洗い」は重要です。ただ、一般的に、**人は1時間に10〜20回も無意識に口周りや鼻先、ときに目を触り、そこで粘膜感染が起こります**。これを防ぐには1時間に数回、手を洗わないといけません。

よくイラストつきで、30秒もかけて指や爪の間から手首まで石鹸で念入りに洗うよう言われますが、そもそもこれは医療従事者や食品を扱う人が行なうべき手洗い法であるため、そうした設備が整っていないところでこれをこまめに実行することは不可能ですし、そこまでやる必要もありません。それより何かに指で触ったら間をおかずにできるだけ早く15秒ほどかけて手指だけでもいいので洗うか、消毒することです。

私がお勧めするのは、**化粧品用のアトマイザー**などのスプレー瓶に消毒用アルコールを入れて常時携帯し、何かに触ったらその都度、左右の指先にスプレーして乾くまで15秒ほど指先を擦ります。あるいは小さなパックに入った消毒用アルコール綿（紙）を使用します。

とくに感染症が流行しているときは、これで、かなりの確率で感染を防ぐことができます。

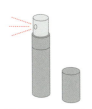

100円ショップなどでも購入可能

第2章 感染から身を守る日常生活のコツ

2 うがいは感染拡大させることもある

　うがいは、ウイルスがのどに侵入した際、10 ～ 20分以内に、他人のいない部屋でやるならば効果を得られます。

　ですが、**周囲に人がいるところで、また、キッチンなどで他者も使うコップや食器が近くに置いてあるところでやると逆に拡散させるリスクが高い**のも事実です。ウイルスを含んだしぶきが飛びますし、ガラガラとやると数mも飛散するエアロゾルが発生するからです。

　現実的には、外出先で10 ～ 20分おきにうがいをすることは不可能でしょう。最近では 飛沫が飛び散るという理由から、横並びでうがいをすることを禁止している学校も出始めています。

　うがいに関連して、もう一つ気になる事例があります。

　沖縄のコールセンターで新型コロナのクラスターが発生しました。いったいなぜでしょうか？

　20人のクラスターの発生は洗面所での歯磨き後に起こりました。これについて、歯磨き粉を共用したからとか、歯ブラシが接触したからとコメントした感染症専門の医師もいましたが、実際の職場でそんなことがあるでしょうか？　私は、考えにくいと思います。

　ではなぜクラスターが発生したのでしょうか？　実は、コールセンターの方たちは、のどを大切にするために、頻繁にうがいを

するそうです。そう、歯磨き後のうがいからまさにエアロゾルが発生したと考えられるのです。まだ確認されてませんが、きっとそうでしょう。うがいは、エアロゾルを発生させ、感染を拡大させるリスクのほうが高いのです。

こうした理由から、うがいで予防できるというのは、絵にかいた餅、机上の空論に近いものがあります。うがいで、完全に予防できるとは思わないでください。

ちなみに欧米ではうがいはしません。というより、うがいができない人が多いのです。水が気管に入らないようにするのは小さいときからの練習が必要で難しいためです。

また、ポピドンヨード入りの赤茶色のうがい液で1日に何回もうがいをすると喉の粘膜がかぶれる原因になります。かぶれると喉がイガイガして荒れて雑菌が入りやすくなります。それをさらにうがいで抑えようとして悪循環になります。

3 正しい「マスク」の使い方

「マスク」は元来、感染者の咳、くしゃみ、大声で飛沫が飛び散らないようにすることで、飛沫感染を防ぐためのものです。感染者の飛沫が自分の口や鼻に直接かからないようにするのも主目的ではありますが、マスクをしていれば、ウイルスで汚染された手指が直接鼻や口に触れる機会は減るので、さらに感染予防効果が

得られます。無症状で自覚のない感染者が多数存在する場合は、マスクをすることで社会的な不安を抑える効果も期待できます。

マスクの種類には以下のようなものがあります。

●**サージカルマスク（不織布マスク）**……もともとは医療用だが、現在一般的に売られているのもこのタイプ。使い捨てます。洗ってからの使用は厳禁

●**N95マスク**……サージカルマスクよりもさらに目の細かいマスク。医療従事者が使用

●**布マスク**……布で作ったマスク。洗濯して何度も使用できるが、性能はサージカルマスクより劣る。感染症が流行している場所では避けたい

●**フェイスシールド**……透明のシールドで顔を隠すもの。口だけを隠すマウスシールドと呼ばれるものもある。直接浴びる飛沫は防ぐものの、小さな飛沫がシールド外の空中に飛び散るので、その効果は疑問。マスクと併用するならよい

一般的に飛沫感染するウイルスの場合、ウイルスは水分に覆われているため粒子が大きくなり、布マスクでも遮断することができます。少なくとも50cm以上の距離があれば、お互いに面と向かっていても飛沫を吸い込むことは防御できるでしょう。

しかし**空気感染する結核、はしか、みずぼうそうなどのウイルスはN95マスクを用いなければ防御できません。**

■ 正しいマスクのつけ方

マスクはなるべく隙間を作らないよう顔にフィットさせる。

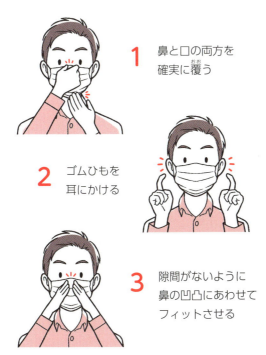

1 鼻と口の両方を確実に覆う

2 ゴムひもを耳にかける

3 隙間がないように鼻の凹凸にあわせてフィットさせる

■ 正しいマスクのはずし方

1 ひもを耳からはずす
2 マスクの表面には触らない
3 ビニール袋などに入れて捨てる
　（再使用の場合は後に通常の洗剤で洗濯）
4 手指を消毒するか石鹸をつけて手洗いする

　ちなみに、コロナ禍でマスクが推奨され、多くの国で義務づけられもしたのは、当人の感染防御というより、潜在的な感染者が飛沫を撒き散らすのを防ぐためです。

10 飛沫感染、空気感染の防ぎ方

咳やくしゃみは肘で覆う

1 飛沫感染を予防するには

病原体を包んだ5μm大の飛沫は、咳やくしゃみ、大声で1～2m飛び散ると説明しました。そのうち95％は1m以内ですから、相手と面と向かわないようにすればほぼ予防できます。横並びでお互いに同じ方向を向き、相手が話していても50cmくらいの間隔をとっていればまず大丈夫でしょう。

さらにサージカルマスクや布マスクをすれば、相手が1m以内の距離でマスクなしで咳をしたとしても、ほぼ予防ができます。もし、感染者がマスクをしていれば、咳をしても飛沫は50cmも飛び散りません。なお、マスクをしていないとき、咳をしたくなったら**手のひらで口を覆うのではなく、肘やティッシュを当てること**です。

家族など同居者に感染者がいれば、部屋を別にするのが望ましい対処です。タオルの共用は避け、お風呂も感染者は最後に入ります。トイレなど共同使用するもののそばには消毒用アルコールを置いて、使用前後に手指の消毒をします。世話をする人は1人に限定します。

飛沫感染する主な病原体には、新型コロナウイルスのほか、インフルエンザ、流行性耳下腺炎、風疹、マイコプラズマ、髄膜炎菌感染症、百日咳、溶連菌感染症などがあります。

昨今、杉花粉が飛ぶ時期になると、レンズのふちに花粉除け

ガードカバーがついたメガネをかける人が増えてきています。メガネの上からかけられるゴーグルもあります。これは横から飛んでくるウイルスを含んだ飛沫対策にも有効です。100円ショップなどでも見かけますので、感染者と接触する可能性がある場合など、必要な状況下で活用してみてください。

2 空気感染を予防するには

　5μm以下の病原体粒子の飛沫核は長時間空気中を漂い、遠くまで浮遊して感染を起こすので空気感染と呼ばれます。空気感染する病原体は、現時点でわかっているのは結核、はしか、みずぼうそう、天然痘の4種です。数m離れていても感染を起こすので、感染力は高いといえます。

　空気感染を十分に予防するには「N95マスク」が必要です。病院では空調による換気条件が定められ、陰圧病室に入院させることもあり、医師は防護ガウンやゴーグルを着用して患者に対面します。

　空気感染する結核などの感染症の療養は専門病院で行なうものであって、家で対応する場合は、標準的な予防を念入りに行なうしかありません。なおWHOは2021年2月現在で、新型コロナウイルス感染症を空気感染する感染症とはしていません。

11 接触感染、経口感染の防ぎ方

5割以上は手指から

接触感染は、気道感染症や経口感染症にも、あるいは飲食物や皮膚や目を通して発生する感染症にも、あらゆる感染経路からの感染に深くかかわっています。したがって、接触感染を防ぐことは感染予防上でとても大切です。

感染経路の多くはなんと言っても**手指から**で、予防の中心は手洗い、消毒、清掃、手袋やマスクなどの防具。とにかく可能な限り不特定多数の人が触るものには手で触らないことが重要です。

森林などの水源、河川、浄水場、水道、貯水設備、下水などに病原体が侵入した場合、必要に応じて消毒を行なうことが予防策になります。通常は下水道事業を担当する自治体や事業所が、定期的な水質検査や巡視・点検を行なっています。私たちにできるのはとくに災害時など、保健所や自治体からの知らせやニュースに注意することです。

もし井戸水を使用していれば自治体に登録している検査機関に定期的に水質検査を依頼し、消毒法などの指導を受けます。井戸の周辺に水を汚染するような場所がないか確認し、動物や人が立ち入らないよう柵を設けて鍵をかけます。色、味、臭いの変化に日々注意し、これらの異常や体調の変化があれば保健所などに相談しましょう。山林の湧き水が家畜の糞尿からの病原体で汚染されていることも少なくないので、見た目はきれいでおいしくても生水には注意が必要です。

12 HACCPで飲食物による経口感染（食中毒）を防ぐ

水系感染と一部重なりますが、食品で注意すべきは、何より食中毒予防です。

日本の衛生環境がこれだけ整っていても、O157に代表されるように、感染症による食中毒は毎年のように起こっています。

アメリカのNASAが中心となり作成した宇宙食を作る際に守るべき世界基準である**HACCP**は簡単で効果もあるので、そのエッセンスをわかりやすく私なりに訳したものをご紹介します。なお、日本でも2021年6月から、**HACCPの遵守が食品を扱う全事業者に求められる**ことになっています。

1 食品購入

❶新鮮な生鮮食品（肉、魚、野菜）を選ぶ

❷消費期限を確認する

❸一つずつビニール袋で分けて持ち帰る（万が一、汚染していた場合、汚染を広げないため）

❹冷蔵、冷凍が必要な食品は、温度が上がらないようかごに入れるのを最後にし、会計をすませたら内部温度が上がらないうちに早めに持ち帰る

2 家庭での保存

❶持ち帰ったらすぐに冷蔵、冷凍する

❷冷蔵庫の詰めすぎに注意。冷気がいきわたるように空間の3割は空けておく

第2章 感染から身を守る日常生活のコツ

❸冷蔵は10℃以下、冷凍は－15℃以下を維持する

❹肉、魚はビニールに入れ、お互いに接触させない

❺肉、魚、卵を扱う前後には手を洗う

❻流し台の下に保存する場合は水漏れに注意する

3 下準備

❶調理する場の周辺のゴミを捨て、十分なスペースを確保する

❷タオル・ふきんは洗濯したものに交換する

❸井戸水の場合は水質に注意する

❹石鹸を使って、まず手を洗う

❺肉、魚、卵を扱ったあとは、再び手を洗う

❻途中トイレに行ったり、鼻水をかんだりしたら、手を洗う

❼途中でペットに触ったり、おむつ交換をしたりしたときも必ず手を洗う

❽肉や魚の汁が、生で食べる野菜、果物、調理ずみの食品にかからないようにする

❾包丁、まな板は、肉、魚、野菜用に分ければなおよい

❿肉や魚を切った包丁、まな板は、そのままサラダなど生食する食品に使わない。洗って使用するのもよいが、できれば熱湯をかけてから使用する

⓫ラップをしてあった野菜もそのまま使用せずに洗う

⓬冷凍食品の解凍は、冷蔵庫内、電子レンジ、気密容器に入れ、流水で行なうなどの方法をとる。常温で放置しない

■ 生鮮食品の扱い方

1 買い物かごに入れるのは最後。新鮮なものを選ぶ

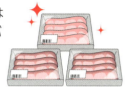

2 １つひとつビニール袋に入れる。内部温度が上がらないよう持ち帰りは速やかに

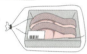

3 冷蔵は10℃以下、冷凍は－15℃以下

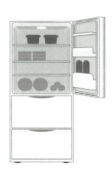

4 使用前後に必ず手洗いを

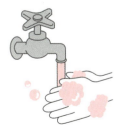

⑬解凍は使用分だけにし、解凍ずみの食品を再び冷凍しない

⑭包丁、まな板、食器、ふきん、たわし、スポンジなどは使用後に洗剤をつけて流水で洗う

⑮ふきんなどは使用後は漂白剤に一晩浸けて消毒する

⑯包丁、まな板、食器は、使用後は洗ったあとに熱湯をかけて消毒する。スポンジ、たわしは定期的に煮沸する

4 調理の注意点

❶下準備で汚れた箇所は清掃する

❷タオル、ふきんは乾いたものと交換する

❸始める前に手を洗う

❹加熱用食品は十分に加熱する。目安は中心が75℃で1分間以上

❺加熱したのち、調理を中断する場合は冷蔵庫へ。再び調理するときは加熱する

❻電子レンジには蓋付き専用容器を使用し、十分な時間をかけて加熱する。シチューなど熱が均等に伝わりにくい料理は、途中でかき混ぜるようにする

5 食事の注意点

❶食事前に手を洗う

❷清潔な食器を使用する

❸温かい料理は65℃以上、冷たい料理は10℃以下で提供する

❹完成した料理は室温で20分以上放置しない

❺乳児や高齢者は生や加熱不十分の食品を避ける

A 野菜の洗い方

(1) ブロッコリー、カリフラワーなど形が複雑なものは熱湯で湯がく

(2) レタスなど葉物は、葉が巻いてある奥のほうであっても1枚ずつはがして洗う

(3) キュウリ、トマトなどは念入りに洗う。リンゴは皮をむく。いずれも野外での栽培で病原体や異物、消毒薬などがついている可能性が高い。

B まな板、ふきんの洗い方

(1) 台所用合成洗剤で洗浄→水洗浄→湯（55℃）ですすぐ→熱湯をかける

(2) とくに感染症対策が必要な場合は、最後の熱湯水の代わりに次亜塩素酸ナトリウム（濃度200ppm）で1時間浸ける

(3) 傷の多い古くなったまな板は交換する

(4) ふきん、スポンジは数分煮沸して消毒、よく乾燥させる

C 電子レンジによる食品の殺菌法

(1) 75℃以上で1分以上加熱することで殺菌する

D 食器乾燥機による食器の洗浄と消毒法

(1) 65℃以上のお湯での洗浄が望ましく、洗浄後は乾燥させる

E 生食

(1) 牛レバー、食肉、豚の内臓は生食しない

(2) 生ハムは製造、保存基準を守り、信頼できる製造・販売店から購入する

F 生活環境の注意点

(1) 水道水には残留塩素濃度の規定があるが、長時間ためている分は低くなっている可能性があるので飲み水や料理に使用しない

(2) 浄水器で残留塩素を除いた水は、汚染されて菌が増殖する可能性があるので、そのまま放置しない

(3) プールの水は定期的に大腸菌や残留塩素の検査を実施し、プールサイドに残った水にも注意する

(4) 公衆浴場、温泉は定期的に湯の入れ替え、大腸菌などの検査、循環濾過装置の消毒を実施する。熱がある人の入浴を制限し、浴槽に入る前は必ず体を洗う。湯水を飲まないよう注意する

(5) 動物に触れたあとは石鹸で手を洗う。糞便には直接触れない

(6) 井戸水は大腸菌などの定期的な検査、マンションの受水槽では残留塩素の定期的な検査を行なう

13 性行為感染の防ぎ方

第2章 感染から身を守る日常生活のコツ

　性行為感染を予防するには、不特定多数と交渉のある相手との性交渉で感染リスクが高いことを認識し、状況によっては定期的に検査すること。とくに発熱、倦怠感、生殖器とその周辺や口腔などに何らかの違和感があれば検査を必ず受けたうえ、性交渉相手にも伝えて検査を勧めるようにすべきです。

　医院や病院のほか、保健所でも疾患により匿名で無料の相談や検査が受けられるようになっています。また自宅で検体採取し検査機関へ郵送する、匿名購入が可能な市販の検査キットもあります。

　そのほか、直接の接触を避けるコンドームの使用、行為の前後のシャワーや入浴による洗浄、行為前の排尿・排便、うがいが大切です。

　歯を磨く際は歯肉を傷つけないようにし、タオルなどの共用はしないこと。生理中は女性からの血液感染リスクや子宮内の易感染性が高まるので控えること。さりげなく相手の性器と周辺を観察し、膿、粘膜の赤みやただれ、異臭、ひっかき傷、ブツブツしたできものなどがないか確認することが感染防止の策となります。

14 動物からの感染の防ぎ方

1 家畜、野生動物からの感染症

　動物が、感染症を引き起こすことを知っておくのは重要です。たとえばクロイツフェルト・ヤコブ病など家畜から感染するものもあれば、狂犬病やトキソプラズマ症などイヌやネコのようなペットから感染する病もあります。オウム、ハトなどの鳥類からの感染もあり、それぞれの疾患に応じた対策が求められます。具体的方法は第3章の個別疾患を参照してください。

　ネズミなど野生動物が病原体を媒介する感染症は数多くあります。それを防ぐには駆除をして生活空間への侵入を防ぐこと、設備が糞尿で汚染されないよう配慮すること、流行地に旅行や仕事で訪問する際は接触に注意し、予防接種を受けることなどが考えられます。

　節足動物のカやダニは、多くの感染症を媒介します。これらの駆除は大切ですが、十分な実施は難しいでしょう。カであれば、古タイヤや植木の皿、桶などに水をためたままにしないこと。ダニについては生活環境でいそうなところはよく掃除機をかけ、野外では肌を露出しない衣服を着用するなどです。虫除け剤を衣服や肌へスプレーしたり、塗布したりし、帰宅したら作業着、上着、ズボンなどの埃を玄関前ではたき、ダニなどがいないか確認すること。ダニは茂みやさまざまな野生動物にも生息しているので、不用意に接触しないようにしましょう。

2 ペットから起こる感染症

ペットや身近な動物への接触がリスクとなる感染症を以下、表にまとめます。食肉経由や媒介動物によるものは第3章の各感染症についての項目をお読みください。各感染症で取りあげていないものも表にはありますが、それらは22ページ、厚生労働省のウェブサイトを参照してください。

表5 ペット、身近な動物への接触がリスクとなる感染症（食肉を除く）

イヌ	犬回虫症、狂犬病、疥癬、エキノコックス症、クリプトコッカス症、糸状菌症、サルモネラ症、クリプトスポリジウム、アメーバ赤痢、Q熱、レプトスピラ症、野兎病、ブルセラ症、パスツレラ症、エルシニア症、カンピロバクター症、カプノサイトファーガ症
ネコ	ネコ回虫症、トキソプラズマ症、ネコひっかき病、狂犬病、クリプトコッカス症、Q熱、糸状菌症、クリプトスポリジウム、サルモネラ症、パスツレラ症、エルシニア症、カプノサイトファーガ症
ハト	クリプトコッカス症、オウム病
オウム、インコ	オウム病

第2章 感染から身を守る日常生活のコツ

101

齧歯類（モルモット、ネズミ、ハムスター、リス、ウサギ）	クリプトスポリジウム、レプトスピラ症、ペスト、野兎病
ニワトリ	鳥インフルエンザ
ブタ	豚インフルエンザ、豚丹毒
ウシ	ブルセラ症
ウマ	ウエストナイル熱
カメ	アメーバ赤痢（ミドリガメ）、サルモネラ症
爬虫類	サルモネラ症
サル	アメーバ赤痢、Q熱、細菌性赤痢、エボラ出血熱、マールブルグ病

※これらの感染予防としては、過剰な接触をしないこと。餌の口移し、食器共用、添い寝などを避けましょう。また、動物の糞に触らないこと、動物への接触後は必ず手洗い・うがいをすることでしょう。動物に触れたあとで体を清潔に保つようにすれば、基本的に動物を恐れすぎる必要はありません。

第3章

感染症予防の徹底ガイド

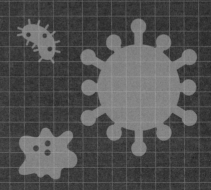

[1] 主に気道から飛沫感染、空気感染する病気

新型コロナウイルス感染症

·························· 感染が広がった理由は？　換気の問題とは？

新型コロナの真実とは？

　WHOは新型コロナウイルス感染症を「COVID-19」と名づけました。コロナウイルスは、鳥類、コウモリやその他のほ乳類に感染するものが数十種類確認されており、そのうち突然変異で人に感染する性質を獲得したのは、たったの7種です。しかも4種は軽い風邪症状を起こすのみで、重症になるのは2002年に流行したSARS、2012年のMERSだけでした。2020年になって新たに新型コロナウイルスがこれに加わりました。

　ウイルスは鼻腔、口腔、目の粘膜を介して体内に入り、その後、肺で増殖して肺炎、一部は消化器での感染も起こします。潜伏期間は1〜14日間で、多くは5〜6日間です。感染期間は発症の2日前からで、これが感染を広げます。

　典型的な感染経過は、風邪を起こす4種のウイルスとの交差免疫（ある病原体の免疫が他の似た抗原を持つ病原体にも働くこと）があるのか、子どもを含む若年者では症状が出ない不顕性感染が多く、中高年を中心に発熱と倦怠感、咳を主症状とし、8割の人は数日で治まります。残りの2割の人には数日後に再度の発熱があり、CTなどで主に肺の下葉に肺炎が見つかります。その半数近くが重篤化し、国の医療事情によって、数％の人、とくに高齢者や高血圧、糖尿病、がんなどの基礎疾患がある人では死に至ります。一部の人では血管内で血液が固まる凝固障害や血管内

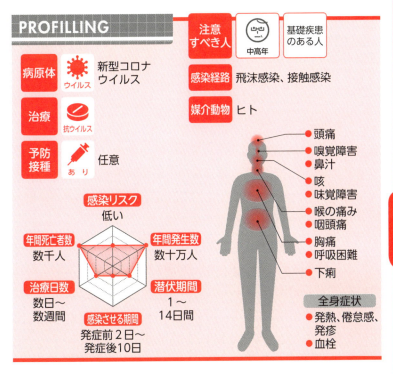

皮の炎症が起こり、血栓症で主要臓器への血流が止まり、脳梗塞などで急死することもあります。最初の発熱前に嗅覚・味覚障害や食欲不振、下痢などの消化器症状が先行するというケースもあります。また、2割近くの人が嗅味覚障害、呼吸障害、疲労感、脱毛などの後遺症をうったえています。

感染を防ぐには

新型コロナウイルスは、ほとんどが接触感染と飛沫感染で広がります。前者は感染者が咳をした際の唾液などが患者の手指につき、その手指から生活環境下のさまざまなものに付着し広がります。ドアノブ、手すり、電車の吊り皮、エレベーターのボタン、

［1］主に気道から飛沫感染、空気感染する病気

電気のスイッチ、テーブル面、椅子の背もたれ、靴ベラ、スマートフォンなどが、感染源になる場所です。初期に集団感染を起こしたダイヤモンド・プリンセス号では、バイキング形式の食事で使用されたトングからの感染もありました。これらのものの表面では、ウイルスは最長で1週間ほど生存するとされました。

　一方、**飛沫はおおむね1.5mしか飛ばない**ので、それ以上離れているか、面と向かっていなければ感染は防げます。ただ劇場で役者から観客への感染があったように、舞台などの上から大声を上げた場合は、客席は舞台より1～2m低いためすぐには床に落ちず、数メートル離れていても唾液が顔にかかることがあります。**大声でエアロゾル発生もあり得ます。**

　以上を踏まえ、感染防止には次の3つが有効です。

❶自分以外の人が手で触るものに、直接手指を触れないこと
❷触ってしまったらすぐに手洗いをするか、常に消毒アルコール小瓶スプレーを携帯し、手指を消毒する
❸飛沫を浴びないよう、面と向かう相手と1.5m以上の距離を置く

　このほかにも70～88ページを参照ください。

「三密」の正しい避け方は？

　新型コロナウイルス感染予防では行政をはじめ、至るところで「三密」を避けることが叫ばれました。**「三密」とは密接、密集、密閉のこと**です。では、なぜ「三密」がいけないのか、どう避ければいいのか？　その理由について専門家や厚生労働省が必ずしも明確に説明していないせいで、一部では誤った対策が実施されています。

　三密対策のポイントとして、**最も気をつけるべきは「密集」です。次いで「密接」、最後が「密閉」です**。私たちが身近な生活で、最も簡単に対策できるのは「密接」を避けることでしょう。まずはそこから述べていきます。

1 密接

　密接を避ける手段は、人と接するときに距離をとること。いわゆる「ソーシャルディスタンス」を守ることです。

　ソーシャルディスタンスは、日本は2m、WHOは1m、アメリカは6フィート（180cm）、ドイツは1.5mとしています。なぜこの距離かというと、感染者の咳や会話でウイルスを含む唾の飛ぶ距離の最長が2mとされているからです。それなのに、国や機関ごとに距離にばらつきがあるのは、なぜでしょう？

　それは飛沫のうち、およそ95％は1m以内に収まり、2％が1〜2mに入るという調査結果を元に、それぞれの機関の価値観で目安を定めたからです。日本は過剰反応というか律儀に100％

［1］主に気道から飛沫感染、空気感染する病気

の予防を目指して２ｍとし、WHOは現実的に日常生活で常に２ｍも離れていることは無理だから正規分布（36ページ参照）に基づいて95％の予防を目指して１ｍ、アメリカやドイツはその中間としています。

　この距離の取り方には、もう一つ大切な点があります。唾の飛ぶ方向です。しゃべったり、ものを食べたりしているとき、唾は顔の前面方向に飛び、顔の側面方向にはほとんど飛びません。

　面と向かっていれば1.5ｍ、横並びで同じほうを向いていれば50㎝ほど離れると感染リスクはほんどなく、前方1.5ｍ以内にいる場合でも後頭部や背中に唾がかかったとしても、手で触らない限り感染リスクはまずありません。

　仮に、感染者がいたとしても、感染者がきちんとマスクをしていれば、唾液に覆われたウイルスがマスクを通過して50㎝以上飛ぶことはほとんどありません。N95以外のふつうのマスクでは顔との隙間からいくらかはウイルスが漏れますが、30㎝以内に顔を寄せ合うことがなければ、大丈夫です。

　ですから、本来なら道路や公園で散歩やジョギングをするとき、混雑していない電車内、映画館や劇場、喫茶店など、他者と1.5ｍ以上の距離をとることができる場所では、飛沫感染予防のためにマスクをする必要すらないことになります。

　ただし、この距離を保つことができず、数人で並んで歩く、走る、不特定多数の他人と1.5ｍ以内で向き合わざるを得ない状況

下では、その場にいる皆がマスクを着用する必要があります。**新型コロナウイルス感染症は、不顕性感染や症状が出る数日前から他人への感染力を有し、誰が感染させるかわからない**からです。

2 密集

密集とは一箇所に多くの人が集まることです。人が多くなれば必然的に距離が近づくので「密接」と混同する人もいます。いずれにしても「多くの人が集まる密集」には、「1対1での密接」とはまた別の感染リスクがあります。

不特定多数の人が一つの場所に集まれば、建物の入口や出口、ドアノブ、階段の手すり、エレベーターボタン、洗面器具や便器など、同じものを多くの人が触ることになります。**人数の増加に応じてその場に感染者が含まれている確率は高くなり、1人でも感染者がいれば、共有物を介して一気に多くの人の手指にウイルスがうつり、すぐにクラスター感染が成立してしまいます。**

感染者がマスクなしで話せば、唾液が机上や床面に飛び散り、誰かがそこに手で触れることもあります。したがって密集時に大切なことは、共用物に直接手で触れないためのさまざまな工夫をすることです。詳しくは80ページで紹介しました。

3 密閉

密閉とは、十分な換気が行なわれていない閉鎖空間を作ること

［1］主に気道から飛沫感染、空気感染する病気

です。**密閉がなぜ感染クラスターを起こすかは、政府、国立感染症研究所、マスコミに登場する感染症専門家、WHO、CDCらの見解が一致せず、どこも明解な説明はしていません。**それなのに、予防対策として換気が勧められ、日本では窓開けによる換気が実践されています。**実は、換気は、うがい同様に、間違ったやり方をすれば感染を拡大させます。**ですから、今一度、どこが問題なのか整理しましょう。

まず、日本で、なぜこんなにも換気が重視されているかというと、これはWHOが以前、結核など空気感染する患者の収容施設向けに作ったガイドライン文書の誤った適用によるところが大きいのです。

換気の必要性を唱える日本の専門家は、空気中の新型コロナウイルスの数を換気で薄めるためと主張しています。一方、WHOをはじめ多くの海外の専門家は、新型コロナウイルスはほとんどが粒子が比較的大きな5㎛以上の飛沫感染であり、飛沫は口から出ても1～2m以内で床に落下し、空中には滞留しないとしています。したがってたとえ同じ室内に感染者がいたとしても、空気中に、感染を起こすウイルスが混じって漂っている可能性は極めて少ないのです。

一方で空気感染する結核では、換気のよい病棟に比べ、換気の悪い病棟では感染が数倍多いということがわかっています。その結果に基づいて、2009年、WHOは空気感染する結核患者が入

110

院している医療施設内における換気のガイドラインを作成しました。

そして、2020年、新型コロナウイルスが流行した直後、まだ新型コロナウイルス感染症専用のガイドラインがなかったために、「新型コロナウイルスは、空気感染はしないが、あくまでも参考までに」と、この結核用の換気ガイドラインを暫定的にホームページに掲載していました。

そして、日本ではこの2009年当時に作られた結核用のガイドラインを、公共施設などにそのまま適用したわけです。

しかも、日本は、「換気」という言葉の意味を正確に理解していませんでした。この「換気」とは、ただ窓を開けることや、一般家庭にあるようなエアコンを使用することではありません。

WHOが言うところの「換気」とは、いわゆる、中央換気システム、たとえば、高層ビル内で、窓を開けなくてもいいように整備されたいわゆる空調システムのことを指し、フィルターを通して空気を濾過して循環させることを言います。

日本はこうした勘違いをしたうえに、これを医療施設以外にも、同じように適用すべきと、誤って解釈してしまったせいで、WHOが推奨してもいない、タクシーや電車などの窓開け換気を促すことにつながってしまいました。

その後、WHOは、2020年5月に新型コロナウイルス対策用の換気ガイドラインを発表しました。そこでは、**人が多く集まる**

[1]主に気道から飛沫感染、空気感染する病気

施設では、ファンなど風流を生じる換気や、エアコンの風が人のいるところへ流れることは、感染を広げるので禁止しています。「換気」についても、「中央換気システム」により、ウイルスを含む病原体を有効に捕捉するフィルターを使用し、気温は24℃〜27℃、湿度は50％〜60％に保つこととしています。窓開けしかできない場合は、室内の空気のみ窓の外へ出すようにし、外気の流入で風流を生じないようにとしています。

窓開け換気は湿度が高ければ意味がある

　では換気が無駄かといえば、そうではありません。問題はむしろ「湿度」にあるという説があります。

　新型コロナウイルスは乾燥に弱く、微細な飛沫は空気中で30秒もしないうちに周りの水分が蒸発すると失活、すなわち感染力を失います。ところが湿度が高すぎると水分はすぐに蒸発せず、通常より小さい飛沫が感染力を保持したまま空気中を漂い、数m先に離れた人にも鼻や気管支から肺へ直接感染することがあるというのです。

　三密空間では多くの人の呼気や皮膚から水蒸気が蒸発していますので、湿度がとても高くなってしまいます。これを避けるために、換気をして湿度を下げることが必要なのです。

　一方、湿度が低すぎる乾燥室内では、通常より小さい飛沫がよ

り遠くまで飛びますし、また、乾燥で鼻、喉、気管支の粘液の量が減り、感染防護機能が低下して感染しやすくもなります。

湿度が高い場合は換気によって湿度を下げ、低すぎる場合は加湿器で加湿をし、室内の湿度はWHOの基準ほど厳密でなくていいのでなるべく**40～70％**を目指しましょう。

ただ、窓開けやエアコンによる換気にはリスクもあります。

中国のレストランであったクラスター感染の例です。広い部屋で数家族がそれぞれ数m離れたテーブルで食事をしていたのに、3家族9人が感染しました。空気感染するなら、近くにいた家族や、あるいは部屋にいた人たちがみな感染してしかるべきですが、遠くの離れた席にいた家族だけに感染が生じたのです。なんと原因はエアコンからの対流でした。風上にいた感染者の飛沫が気流で数m離れた風下の家族まで運ばれたために感染させたのです。

この事例を考慮すると、**空気の流れを考慮した空調システムによる換気が大切**です。それができているのにもかかわらず、窓開けでむやみに大量の空気を取り込むことは、飛沫を遠くまで運ぶ風を生じさせるので危険な行為にもなり得ます。

たとえば日本の鉄道では、空調や駅に到着するごとにドアの開閉で十分な換気がされているにもかかわらず、走行中の電車でも窓を開けて必要以上に空気の還流をしています。もし車内に感染

［1］主に気道から飛沫感染、空気感染する病気

者がいた場合、本来なら2m以内で床に落下するはずの飛沫が数m先にいる乗客のもとまで風で運ばれてしまい、大勢が感染するリスクが高まります。実際、窓を閉めていることがなぜいけないか、きちんとした説明をしたものはなく、112ページで述べた湿度理論は間違っていないでしょう。ちなみにこの湿度理論を提唱したのは富山大学名誉教授、白木公康氏です。

　スパコン富岳で、窓を開けて走行する電車内の飛沫拡散シミュレーションをしていたとすれば、驚くほど車内に飛散する結果が出てしまっていたのは間違いないと思います。窓開け換気が行なわれている中、多くの人がどうなるかを知りたいはずです。

　さて、電車のシミュレーションは発表されませんでしたが、走行中のタクシーの窓開けでは飛沫が車内で環流してしまいほとんど効果がなく、むしろ窓を閉めてエアコンでの外気取り入れ換気がいいことがわかりました。

　ですから**窓開け換気は、家庭内や小さな職場では不要**です。不特定多数が集まる会場や、空調換気が不十分な大きな職場では、**人が室内にいないときに室内の湿度を見計らって行ない、人が室内に戻ったら窓を閉め、開放しっぱなしの状態は避けるのがよい**でしょう。WHOもそのように**人のいないところでの出入口のドア開け換気**を勧めています。

インフルエンザ

······················ 今でもパンデミックが世界で恐れられている感染症

インフルエンザとは、どんな病気？

　毎年流行するインフルエンザ。日本では年によって多少変動があるものの、患者は毎年約1000万人、直接原因としての死亡者数は年100 ～ 3000人程度です。**糖尿病や心不全など基礎疾患が原因で亡くなった患者の間接原因となったケースまでを含めると超過死亡数は年１万人を越える、世界で最も注意すべき感染症の一つ**と言えます。

　全体の死亡率は0.1％ですが、高齢者ではこの数十倍に跳ね上がります。日本ではおおむね12月から３月にかけて流行しますが、国外の温帯地方では冬期、亜熱帯地方では雨期、熱帯地方では１年中流行（エピデミック）が見られます。世界同時の大流行（パンデミック）は20世紀だけでも、1918年、1957年、1968年、1977年、2009年に起こっており、これらはそれぞれ変異した新型インフルエンザウイルスによるものです。流行地から年代順にそれぞれ、スペインインフルエンザ、アジアインフルエンザ、香港インフルエンザ、ソ連インフルエンザ、と呼ばれています。

　季節性のインフルエンザは、ウイルスを包むタンパク質の違いによって、大きくＡ型とＢ型に分類されます。さらに表面の突起の抗原性の違いによって、現在のＡ型には17種類、Ｂ型には10種類の「株」と呼ばれる型の違いが知られています。Ａ型はカモなどの水禽やブタ・ウマなどの動物が、Ｂ型はヒトが宿主です。

[１]主に気道から飛沫感染、空気感染する病気

予防接種の効果は？

インフルエンザといえば、毎年、予防接種を受けている人も多いでしょう。予防接種は、真の意味での予防ではありません。接種の抗体にあるのは**ウイルスが体内に入るのを阻止する機能ではなく、ウイルスが増殖するのを抑える機能**です。

感染のメカニズムを、「宿主（ホスト）-病原体（パラサイト）」関係と言いますが、ウイルスの量や感染力（これをパラサイトと言う）と、その人の健康状態による免疫力や抵抗力（これをホストと言う）のせめぎ合いで予防が行なわれます。ホストの力が優れば感染は起こらず、パラサイトの力が優れば感染が起こります。予防接種はホストの免疫力を高めます。その効果は接種するワクチンによって異なり、おおむねは60％くらい。接種しなかった人の発症が100人とすれば、それを40人に下げることを狙っているのです。

つまり**ワクチン接種は、かからないためのものではなく、かかっても軽くすませることが主目的**です。高齢者では死亡率を80％下げる効果があるとされています。

予防接種を受けても、なぜ重症化する？

インフルエンザに関しては、「予防接種したのに、かかってしまって大変苦しんだ」といった恨み節がよく聞かれます。

これには主に３つの要因があります。一つは流行すると予想し

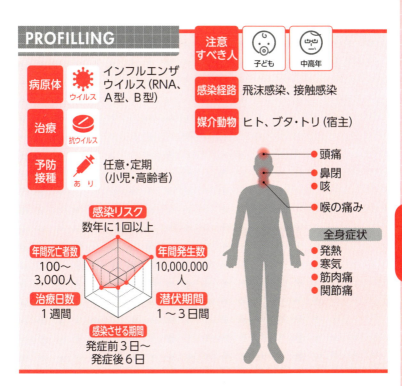

たワクチンの株が実際に流行した型と違った場合です。そもそも流行予測は難しい作業で、WHOが各国の流行状況調査から、その年の流行株を予想し、これを各国政府へ推奨します。日本もおおむねWHOの推奨を受け、政府の厚生科学審議会が決定しています。これがはずれれば、その年のワクチンが効かないわけです。

　二つ目は、あまり公表されていない要因によるものです。ワクチンは受精鶏卵にウイルスを注入して大量に増殖させ、それを不活化、精製して作ります。このときウイルスに変異が起こり、それが初期の段階であれば、大部分が変異株となり、元のウイルスに効かないワクチンとなってしまうのです。これを防ぐため、現在は新たなワクチン製造法が検討されています。

　三つ目の要因は、**予防接種をしたからといって、必ずしも抗体**

[1] 主に気道から飛沫感染、空気感染する病気

ができるわけではないからです。その理由はわかっていませんが、ワクチン株によっては40〜80％の人にしか十分な抗体ができないのです。2回接種をすれば抗体ができる確率が10％程度上昇しますが、たった10％アップのために2回も接種することは非効率なので通常はしません。ただし13歳未満では2〜4週間の間隔を空けて2回の接種をしますが、これは子どもの免疫機能が弱く、1回の接種では大人の半分程度しか免疫ができないからです。

効果的な予防接種の受け方

予防接種は、いつ受けるのがいいか？　通常は接種後2週間で抗体が生まれ、十分な抗体ができるには3〜4週間かかります。体内の抗体は約半年で失効しますから、**流行時期を考慮すれば、10月頃に接種するのがよい**でしょう。

日本では37.5℃以上の熱がある場合、あるいは卵アレルギーがある場合、もしくは妊娠中であれば、集団予防接種での接種はふつうしません。

なぜかというと、万が一、いや百万が一の可能性で予防接種の副障害（副反応）が起こる可能性もあるからです。その際、接種が原因なのか、発熱の元の病気が原因なのか特定できず、裁判などでももめることもあります。これを実施主体である行政機関が嫌がるわけです。発熱が原因で抗体ができなくなるからとか、副

にウイルスが排出されることもありますが、成人では**発熱などの症状がなくなってから3日目以降は外出も可能**です。**幼稚園や学校への出席は、発症後5日を過ぎ、かつ解熱してから2日後**（大事をとって幼児では3日後）という目安が定められています。

インフルエンザの治療法

　インフルエンザの治療薬は長く存在しなかったのですが、1998年に経口のアマンタジンが使用され、その後よく知られた経口のタミフル、吸入薬のリレンザやイナビル、注射薬のラピアクタなどが発売されました。

　これらは発病後24～48時間以内に使用しないと治療効果は弱く、時間以内に使用したとしても7日間の病期が1～2日間短縮するだけです。最近出たゾフルーザは1回の服用で24時間以内に体内のウイルスが消失するので大きな期待が寄せられましたが、耐性ウイルスが早々と出現し、その使用が危ぶまれています。**抗生物質はウイルスには効かない**ので、合併症として細菌性の肺炎などを起こす恐れがない限り使いません。

　タミフルを服用した中学生にマンションから飛び降りるなどの異常行動が現れ、副作用が疑われて騒がれましたが、これはインフルエンザ脳症であったと見られています。その後の調査で4～18歳の年齢で興奮状態、幻覚、徘徊などの異常行動を示す小児

［1］主に気道から飛沫感染、空気感染する病気

は年間に約100人いることが報告され、子どもがインフルエンザになったら親はその行動に注意するよう喚起されています。

「新型インフルエンザ」と「鳥インフルエンザ」

「新型インフルエンザ」は、再興インフルエンザとも呼ばれます。これまで流行したインフルエンザが元となって、それまでとは違う新たな変異ウイルスによるインフルエンザが発生すると、こう名づけられます。

つまり、このインフルエンザの流行がその後も続いて常態化すると、「季節性インフルエンザ」と呼ばれるようになるわけです。これまでに、H2A2、H3N2、H1N1型などがありましたが、これらが元になって変異が起これば、今後も新たに「新型」と呼ばれるインフルエンザが出現することになります。「新型」発生および「季節性」への移行は厚生労働大臣が宣言します。

また「鳥インフルエンザ」は、基本的には鳥間で発生する感染であり、まれに鳥を扱っている市場の勤務者が鳥から感染することのある程度です。**鳥市場に近づかない限りは危険性もありません。**

結　核

………… 今もなぜか大阪で多く発生、潜伏期が一生続く古典的病

世界ではＨＩＶに次いで多い死者数

　結核はHIV、マラリアと並んで三大伝染病の一つに数えられ、一時は世界人口の３人に１人が感染しているとされるほど猛威を振るってきました。

　日本では明治から大正時代、また第二次世界大戦後で２回のピークがあり、後者では10代後半から20代の若者の死亡者が一番多くなりました。現在でも毎年１万5000人以上が発症し、2000人以上が死亡していますが、その７割は65歳以上です。**なぜか大阪府に発生者が多いのも、現代の結核の特徴です**。結核菌は発症するまでヒトの中に一生潜伏していることもあります。

　結核の症状といえば、時代劇などで見るように、よく知られているのは喀血。つまり咳とともに血を吐くという症状ですが、それは末期の症状です。初期においては咳、痰、軽度の発熱程度ですから、他の気道感染症と区別がつきません。やがて全身倦怠、胸痛、食欲不振と続き、さらに進行すると血痰や喀血が出現し、体重減少や呼吸困難が生じてきます。目安としては**原因不明の咳が２週以上続いたら、結核を疑う必要があります**。

　以上は結核の８割に該当する「肺結核」のケースで、そのほか胸膜、関節、腎臓、咽頭などの炎症を伴う結核があります。また乳幼児では全身感染の粟粒結核や髄膜炎を伴う発症もあります。

［1］主に気道から飛沫感染、空気感染する病気

空気感染が怖い

　結核の特徴は、**空気感染が起こりやすいこと**です。空気感染は正式には「飛沫核感染」と言います。菌周りの水分が空気で蒸発し、飛沫核という菌の小さな粒子となります。粒子は空中を数メートルも漂い、これを吸い込むことで気道から感染するわけです。

　さらに結核は潜伏期が極めて長く、基本再生産数（49ページ参照）の算出が困難です。2005年までは予防のためにほとんどの人が、ツベルクリン検査で陰性の場合に接種を受けていました。ツベルクリン検査は結核菌から精製した検査抗原を注射して陽性の赤い腫れが出るかどうかを見ますが、感染すればまったく症状がなくても4～6週間で反応が出て感染の有無がわかります。

診断と治療は、かなりやっかい

　結核菌は、喀痰や咽頭、胃液などから得た検体の検鏡と培養で検出します。PCR法も普及していますが、いずれも確定は容易ではありません。乳幼児、思春期の若者、痩せ型の人、慢性疾患のある人、喫煙者、低栄養の人、強いストレスを感じている人などがかかりやすく、感染期間は、発症後から治癒するまで長く続きます。

　治療には複数の抗結核薬を、少なくとも半年間は投与することが必要です。しかも近年では「多剤耐性結核菌」という結核も登場しており、こちらはさらに治療が難渋します。

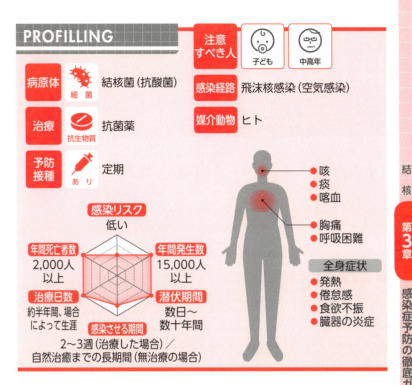

　結核のワクチンとして開発されたのが、よく知られているBCG。これは「Bacille de Calmette et Guérin」というフランス語の略で、1920年代にフランスで作られました。

　BCG予防接種は発展途上国では通常生後1カ月以内に受けますが、日本では現在、生後5～7カ月に接種しています。ただ結核菌感染者は、衛生教育、環境改善、栄養状態の向上により100年以上前から減少しており、減少速度は接種が始まっても変化なしでした。WHOの調査でも先進国に関してはBCGの予防効果が認められず、効果があっても予防効果は10～20年と短期間なので、欧米の多くの国では数十年前から実施をやめています。

［1］主に気道から飛沫感染、空気感染する病気

はしか（麻疹）

.... 日本では根絶された、子どもの大敵だった感染症

日本から「はしか」は根絶された

　はしかは正式には麻疹といい、その名は、発疹が麻の実に似ていることに由来します。日本における病原体は、はしかウイルスのD5型です。世界から他に5種の型が流入しますが、**予防接種はいずれの型にも有効**です。

　かつては甘酸っぱい初恋や反抗期を、誰もが一度は経験する人生の通過儀礼ということで、「はしかのようなもの」と表現したものです。はしかが根絶された日本では、この表現も死語でしょう。

　その昔、はしかは非常に怖い病気でした。中近東では紀元前3000年のころから病気について記録があり、日本では平安時代に「あかもがさ」と呼ばれ、江戸時代には13回も大流行があり、1862年には24万人が死亡しました。WHOの推計では全世界で毎年220万人以上が罹患しています。

　日本でも2〜3年ごとに数万人を越える流行が続いていましたが、1978年に日本では定期予防接種が始まり、以後、患者数は激減しています。2015年にWHOは、日本国内におけるはしかの排除を宣言しました。ただ、2018年には台湾の旅行客から持ち込まれて沖縄県で119人が発症した例があり、今後も似たようなことが起こる可能性はあります。

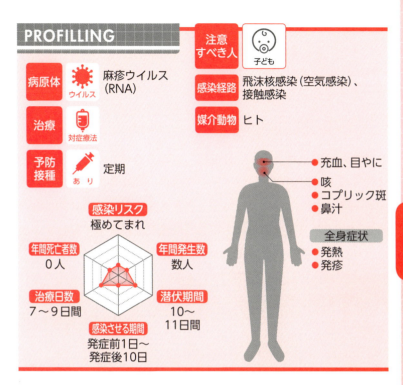

恐ろしいのは、さまざまな合併症

　はしかの症状は、カタル期、発疹期、回復期の3期に分けられます。カタル期では、2〜3日間の発熱に咳、鼻汁、目の結膜の充血、目やに（眼脂）など。3日目にコプリック斑という白い小斑点が奥歯に接する頬粘膜に数個から多数現れ、皮膚の発疹出現前に急速に消えますが、これが医師が診断する際の決め手になります。発疹期では、一度下がった熱が高熱となり、カタル期の症状が激しくなるとともに、耳の後ろ、首、顔、体幹、四肢と体全体に麻の実に似た赤い小丘疹が出現し、さらに熱が3、4日続きます。回復期には熱が急速に下がり、発疹も退色。7〜9日で全身状態も回復します。

[1] 主に気道から飛沫感染、空気感染する病気

　恐ろしいのは「重症出血性麻疹」という合併症が起こった場合で、痙攣、呼吸困難、昏睡、出血斑を伴い死亡率も高くなります。また細菌の二次感染による肺炎、脳炎も知られ、まれに回復数年後に異常行動、知能低下、中枢神経症状などを伴って発症する亜急性硬化性全脳炎になると数カ月で死亡することもあります。死亡率は先進国では0.1％前後です。そのほかの特筆事項として妊婦が感染すると流産、早産の可能性があり、はしかは思う以上に危険な病気なのです。

空気感染するのが「はしか」の特徴

　かつてはしかは、日本で春から夏に流行しました。感染は鼻や喉、気管や肺からの分泌物の飛沫による感染のほか、患者の分泌物への接触による感染があります。前者は**飛沫核感染、すなわち空気感染**です。したがって基本再生産数（49ページ参照）は20前後と極めて高く、空中にウイルスが漂うので同じ部屋にいるだけで感染します。通常の布マスクやサージカルマスク、手洗いだけで感染を防ぐのは難しいでしょう。

　潜伏期は10〜11日間、発疹出現までは14日。感染期間は症状出現1日前、発疹出現4日前からで、咳、鼻水の出るカタル期が最も感染力が強く、発疹出現後5日です。十分な抗体のある母親の赤ちゃんは生後6〜10カ月までは母子免疫があります。か

かったとしても、極めて軽症ですみます。

はしかは血液、結膜、鼻孔、咽頭から得た分泌物、あるいは尿からウイルス分離ができ、RIA法など、さまざまな抗原抗体反応を利用した検査ができます。ただし抗ウイルス薬はなく、解熱薬などの対症療法をするほかありません。

予防接種を受けていない大人は注意

予防接種によって、はしかの感染は日本国内から払拭されました。この予防接種とは、弱毒性麻疹ワクチン単独かMRワクチンを２回接種することとなっています。第１回を生後12～24カ月のときに実施し、第２回を５歳以上６歳未満で実施します。

ただ、日本の予防接種行政には長い間、紆余曲折があり、途中で方針の変更があったため、**「接種なし」と「１回しか受けていない」という青年以降の成人も多くいます**。さらに、定期接種をまったく受けない子どももいて、問題となっています。

発熱が２～３日続いたら、相談のうえで受診します。医師が的確に診断できるよう、コプリック斑が消失する（発症３日目）までには受診したいところですが、そのタイミングの判断は難しいので、大抵、いったん解熱して全身に発疹が出たら受診、とならざるを得ません。診断した医療機関は保健所への届出義務があり、学校への出席停止は解熱後３日間までとなっています。

[1] 主に気道から飛沫感染、空気感染する病気

風　疹

.... マスクでは防げない。妊婦は大いに注意を

世界が警告している胎児への危険性

　風疹は主に子どもがかかるウイルス感染症で、「三日はしか」と呼ばれるとおり、症状は軽く、何もしなくても数日で治ってしまいます。

　しかし、**妊婦が感染すると胎児が先天性風疹症候群となり、生まれた赤ちゃんには白内障、先天性心疾患、難聴が残ってしまいます**。ですから世界でも、**妊婦が注意すべき感染症「TORCH」の「R」**（Rubella）に入れられています（47ページ参照）。

　日本では1960年代後半、1970年代後半、1980年代初頭と後半に風疹の流行があり、この間600人以上の先天性風疹症候群の赤ちゃんが出生しました。その後は流行もなく、2004年に10例、2012年に4例、それ以外は年0〜2例に留まっています。しかし2019年に予防接種をしなかった30〜50代の成人男子に2000人近い流行が起こり、それが引き金となって3例の先天性風疹症候群の出生が報告されました。

子どもたちがウイルスを持ってくる

　風疹の病原体はやや感染力が強い「風疹ウイルス」です。発疹、リンパ節腫脹、発熱が3主要症状です。赤い発疹は顔、耳の後ろから頸部、胴体、四肢へと広がり2、3日で順に消えます。

130

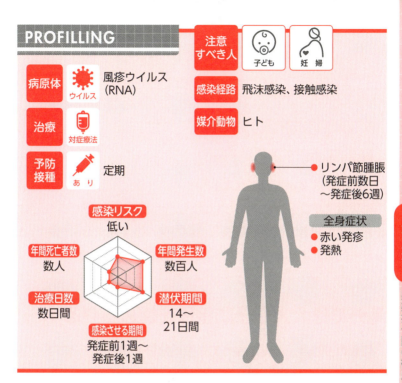

　感染経路は鼻咽頭分泌液による飛沫感染、接触感染で、集団感染は、子どもが密集する保育園や小学校で起こります。加えて、**感染期間は症状が出る前1週間からあり、潜伏期間も14〜21日間と長いため、感染に気づきにくい**のが特徴です。通常の手洗い、うがい、マスクでは十分に防げません。

　母親が抗体を持っていれば胎盤を介した受動免疫により、赤ちゃんは生後6カ月までは発症しません。この免疫がなければ新生児でも感染します。一度感染すれば、終生免疫があるようです。

　先天性風疹症候群の出現は感染する妊娠週数によって大きく異なります。一番危険なのは妊娠2カ月で、胎児への感染は35％前後。白内障、心奇形、難聴の3兆候が起こります。妊娠3カ月では10％くらいで、聴力障害が残ります。このほか、網膜症、

[１] 主に気道から飛沫感染、空気感染する病気

小頭症、髄膜炎、精神発達遅滞もあり得ます。５カ月以降では、ほとんどリスクがありません。

　先天性風疹症候群に対しては症状に応じて治療を行なうことになり、白内障と先天性心疾患は時期を選んで手術をし、難聴には補聴器使用と必要に応じて聴覚障害児教育を行ないます。

海外では大人も予防接種を勧められる！

　風疹の予防は、なんと言っても予防接種を受けることです。日本の小児は麻疹併用のMRワクチンを受けており、95％以上に抗体ができています。1977年に妊娠機会前の女子中学生への定期接種が始まり、1994年から幼児の全員接種となり、2006年から１〜２歳時と小学校入学前の２期に、そして2008年から2012年までは暫定措置として当時の中学１年生と高校３年生に幼児期１期の追加としての２期目接種を行ないました。

　さらに2019年の流行と、欧米では根絶された風疹対策の不備をオリンピックを契機に非難されるのを恐れ、一度も接種を受けなかった1962〜1972年生まれの男性への予防接種も実施しています。**予防接種による抗体はおおむね20年で消失します。**ですから欧米では小児の２期に加えて大人への接種も勧めていて、大学入学や流行国への旅行予定者、医療、教育、福祉従事者などは風疹の予防接種の対象とされています。もし自分が接種を受け

132

ているかどうか不安であれば、**抗体価を調べてもらうか、医師と相談のうえで予防接種を受ける**ことを強くお勧めします。

生まれてくる子のために妊婦が注意すべきこと

　近い将来、**妊婦となる予定の女性は抗体検査をし、抗体が不十分なら接種をするといい**でしょう。予防接種は生ワクチンですが、胎盤経由で胎児へ感染する可能性はほとんどないとされます。けれども妊婦は接種を避け、接種後2カ月までは妊娠を避けるべきという指針があります。

　子どもがいる妊婦は、子どもの友だちや同級生の健康状態にも注意し、可能なら妊娠初期は感染者との接触を避けましょう。お風呂で子どもの頭を洗ってあげるとき、耳の後ろのリンパ腺に触れてみる癖をつけておくのも悪くありません。何らかの発疹が出ていたら、近くの医院で受診させます。

　妊婦に症状が出なくても、風疹に感染していた場合は、生まれる子どもに先天異常が出るリスクはあります。全国主要15病院に相談窓口があるので、不安であれば相談するといいでしょう。

[1] 主に気道から飛沫感染、空気感染する病気

おたふくかぜ（流行性耳下腺炎）

………… 後遺症で難聴が残ることも。大人も再度ワクチン接種を

大人も知らずに感染しているウイルス

「おたふくかぜ」は古代から知られてきた病で、紀元前5世紀にギリシャの医聖ヒポクラテスが書物で言及しています。

病原体はRNAウイルスで、英語では「口を歪める」という意味のムンプスウイルスです。日本では3～4年周期で冬から春にかけて流行していましたが、1981年に予防接種が始まり、1989年から「MMR定期接種」という、はしかや風疹にも効果のあるワクチンが開発されたことで減少します。しかし接種児童に無菌性髄膜炎が起こったため1993年に定期接種は中止され、その後また4～5年周期で増加しました。近年の報告では、年間18万～25万人が感染しています。予防接種が、1回の国では、おたふくかぜの感染者は88％減少し、2回接種している国では99％減少しています。**フィンランドは国内撲滅宣言をしましたが、日本では増えている現状です。**感染者に乳児は少なく、3～6歳が60％で、青年、成人でも少数の感染者があります。乳幼児では不顕性感染が多く、全年齢では30％の人にしか症状が出ませんが、4歳以降になると90％に症状が出るようになります。

大人では男女ともに不妊症の原因にもなる

ムンプスウイルスは鼻粘膜や上気道で増殖したあと、近くのリ

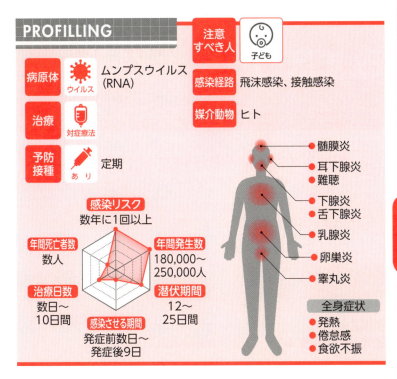

ンパ節で増殖し、その後、血液に入り全身に移動して症状を起こします。軽度の全身倦怠感や食欲不振が出たあとに唾液を分泌する耳下腺の片方が痛みだし、やがて腫れてきます。2〜3日、ときに7〜10日遅れて反対側の耳下腺も腫れて痛みますが、7割は腫れが片方に留まります。

　数%〜10%の患者に髄膜炎が起こり、頭痛や嘔吐をもたらします。ただ、重症化は少なく、神経系合併症として怖いのは、難聴が残る可能性です。難聴の発症は400〜1000人に1人です。思春期以降の男性の20〜30%に睾丸炎を合併し、8割は片側、治療後の精子数の減少は認められますが、不妊症になる人は極めて少ない数です。

［1］主に気道から飛沫感染、空気感染する病気

みずぼうそう（水痘）

…………………………… 空気感染もある伝染力の強い小児の病気

「みずぼうそう」と「帯状疱疹」は同じウイルス

　みずぼうそうの病原体は水痘・帯状疱疹ウイルスで、盛り上がった水疱の跡が残る病気です。年間約100万人が発症し、約4000人が入院、20人弱の死亡もあります。死亡の原因は、肺炎、髄膜炎等によります。発症は1〜5歳に多く、子どもから感染した20〜30代の親が重症化することもあります。大人では10％に肺炎を合併、脳炎や髄膜炎も起こります。**妊婦が流産する例や、胎児への感染もあり、注意が必要な病気です。**

　流行は冬から夏。かつては成人前に90％以上の人が感染していました。発症すると発熱と発疹が起こり、かゆみを伴う斑点状の赤い丘疹が出現し、2〜3日で水疱となります。これは数日で痂となって治癒しますが、体のどこにでもできることがあります。発疹は顔、体幹に多く、頭皮や口腔、上気道、外陰部など粘膜にも出現します。一度感染すると治癒後も体内に潜み続け、大人になって強いストレスがかかると「帯状疱疹（ヘルペス・ツォスター）」を起こすこともあります（236ページ）。

予防接種で重症化は100％防げる

　みずぼうそうは接触感染に加えて空気感染もあり、感染力が高いウイルスです。しかも発症前から感染するというやっかいな特

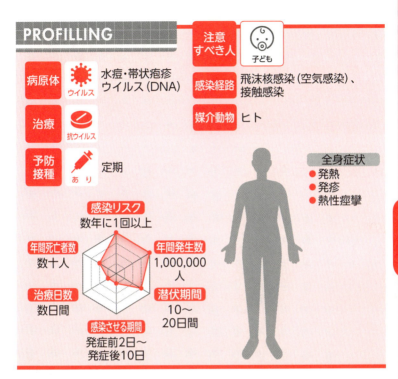

徴があります。

　ただ、アシクロビルなどの抗ウイルス薬が効きます。発症1週前の潜伏期では、抗ウイルス剤を半量投与するだけで発症や重症化を抑えられます。さらに2014年からは水痘生ワクチンが1歳以上3歳未満の定期接種に指定され、2回接種で90％以上の予防効果が得られます。1回の接種でも重症化は100％防げます。

[1] 主に気道から飛沫感染、空気感染する病気

マイコプラズマ肺炎

.... 子どもに多く、コンコンと1カ月も続く咳

家族内で感染し、流行しやすい病気

　マイコプラズマ肺炎は、世界の5〜25歳の若年層のうち5〜10%が罹患しているとされるほど、世界的に広がっている感染症です。日本では毎年晩秋から早春に流行し、罹患する年齢層のピークは7〜8歳。とくに4年周期でオリンピックごとに大きな流行があり、近年は増加傾向にもあります。

　病原体は細菌の肺炎マイコプラズマで、どこにでも存在する菌です。潜伏期間は2〜3週間ですが、発症すると1週間後くらいから感染力を持ちます。感染力はさほど強くありませんが、集団感染や家族内感染を引き起こします。

手洗いとマスクで完全に防げる病

　マイコプラズマ肺炎の発病は急ではなく、全身倦怠、頭痛に始まり、急に上がったり下がったり大きく変動する発熱と、乾いた咳が続きます。鼻水の症状はなく、コンコンという乾いた咳は次第にゴホゴホという湿った咳になり、発作性と激しさを増し、呼吸困難も起こします。年長者が感染した場合、粘性で膿が混じった痰が出るのも特徴です。咳は他の症状が消失しても、数週間にわたりしつこく続くことがあります。咽頭痛、声が嗄れる嗄声、胸痛、中耳炎を伴うこともあり、皮膚に紅斑、心筋炎、心膜炎も起こ

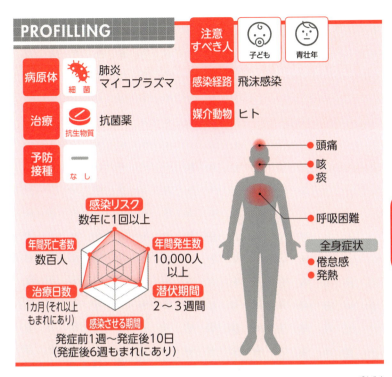

り得ます。長引く痰や粘液の出ない乾いた咳は、いわゆる咳喘息と似ていますが、胸部X線写真では網目状・粒状の広範囲にわたる異形肺炎という特徴的な所見が出るので、診断は難しくありません。予防接種はありませんが、肺炎を起こすマイコプラズマは生活用品の簡単な加熱消毒、界面活性剤洗剤によっても失活するので予防は容易です。手洗いやマスクでも完全に防げる感染症です。

マイコプラズマ肺炎は、「どうも風邪が長引く」という患者が、調べてみたら細菌に感染していたというケースが多くなっています。患者も40代以下の比較的若い人が多く、市販の薬で治してしまうケースも多いようです。しかし抗菌薬に耐性を持った菌も登場しており、将来的な感染症対策の面でも、病院でしっかり治療を受けて完治させることが望ましいでしょう。

[1] 主に気道から飛沫感染、空気感染する病気

A群溶血性レンサ球菌感染症

············· かつての猩紅熱であり、人食いバクテリアにもなり得る

咽頭炎型、猩紅熱型、劇症型と多彩

　A群溶血性レンサ球菌感染症は、かつて「猩紅熱」と呼ばれ恐れられていました。しかし抗生剤の登場で治癒できるようになり、2003年から「A群溶血性レンサ球菌感染症」と呼び名が変わっています。

　温帯、亜熱帯地方に多い病気であり、日本では従来、秋から春にかけて流行していたのが、生活環境の変化が影響したのか、一年中の流行へと変わりました。2 ～ 10歳児の15 ～ 20％が症状の出ない不顕性感染で保菌しているため、幼稚・保育園、あるいは小学校で集団発生することもあります。年間およそ25万人が、主に上気道炎として発症し、その中から重症化する劇症型の報告数も増加していて感染者数は2015年からは毎年300人を越えます。再感染も少なくありません。

　病原体はグラム陽性球菌で、ごく一般に存在していますが、ふつうは病気を引き起こしません。予防接種はなく、ペニシリン系の抗生物質による治療法しかありません。

致死率35％の「人食いバクテリア」

　発病の仕方によってA群溶血性レンサ球菌感染症は、「咽頭炎型」「猩紅熱型」「劇症型」の三つに分かれます。

140

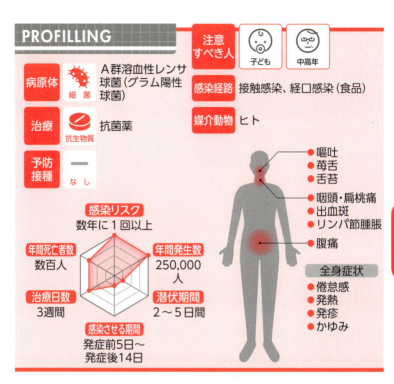

　咽頭炎型の症状は、全身の倦怠感を伴う急な発熱、強い咽頭・扁桃痛で始まる嘔吐、腹痛などです。咽頭に小さな出血斑ができ、舌に苺のようなブツブツができるほか、重いと頸部リンパ節も腫脹します。

　猩紅熱型の場合は、首や胸に日焼けに似た点状小丘疹の発赤が出現。肌が紙やすりのようにざらざらになり、舌が赤く腫脹したり、皮膚が薄く剥がれたりする落屑も起こります。

　劇症型は30歳以上に多く、四肢の痛みや腫れがあります。血圧が低下し、嘔吐や下痢が起こるうえ、数日で手足の筋肉周辺の軟部組織の細胞が死滅する壊死が起こり、死亡することもあります。このためイギリスで「人食いバクテリア」と称されました。致死率も35％と高くなります。

[1] 主に気道から飛沫感染、空気感染する病気

その他の日和見感染症 一覧

.... 免疫力が下がると肺炎を引き起こす

　真菌とは、カビの一種です。私たちが住んでいる環境にも多く存在し、ふつうに生活している限りは感染症を引き起こしません。

　しかし体調不良、ストレス過多、免疫抑制剤使用、抗がん剤使用、血液疾患、糖尿病など、免疫が低下した状態だと、日常に潜む真菌に感染して肺炎など（他の臓器にも症状が出る）が起こることがあります。これを「日和見感染症」と言います。これらの日和見感染症には、それぞれ真菌の種類の病名がついています。代表的なものを以下にまとめました。

アスペルギルス症

病原体	アスペルギルス真菌（真菌）
治療	抗真菌薬（抗生物質）
予防接種	なし
感染経路	経気道感染、接触感染
媒介動物	なし
予防	免疫異常者は胸部X線検査を適宜受ける

注意すべき人：免疫異常患者

感染リスク　低い
年間死亡者数　数十人
年間発生数　数百人
潜伏期間　不明
感染させる期間　発症後〜治癒まで
治療日数　数日〜数カ月間

クリプトコッカス症

病原体	クリプトコッカス真菌	注意すべき人	中高年
治療	抗真菌薬		
予防接種	なし		
感染経路	経気道感染		
媒介動物	ハト(糞)		
予防	胸部X線検査を適宜受ける		

- 感染リスク：低い
- 年間発生数：数百人
- 潜伏期間：不明
- 感染させる期間：なし（ヒト-ヒト感染しない）
- 治療日数：数日〜1年間
- 年間死亡者数：数十人

※日和見以外の感染については250ページ参照

コクシジオイデス症

病原体	コクシジオイデス真菌	注意すべき人	アメリカ 海外渡航者
治療	抗真菌薬		
予防接種	なし		
感染経路	経気道感染		
媒介動物	なし		
予防	流行地のアメリカ南西部で、乾燥地や、強風下での外出を控える		

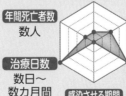

- 感染リスク：極めてまれ
- 年間発生数：数十人
- 潜伏期間：2週〜数十年間
- 感染させる期間：なし（ヒト-ヒト感染しない）
- 治療日数：数日〜数カ月間
- 年間死亡者数：数人

その他の日和見感染症 一覧

第3章 感染症予防の徹底ガイド

[1] 主に気道から飛沫感染、空気感染する病気

パラコクシジオイデス症

病原体 パラコクシジオイデス真菌

治療 抗真菌薬

予防接種 なし

感染経路 経気道感染

媒介動物 なし

予防 流行地である中南米での注意

注意すべき人 中南米・南米

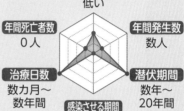

- 感染リスク: 低い
- 年間死亡者数: 0人
- 年間発生数: 数人
- 治療日数: 数カ月～数年間
- 潜伏期間: 数年～20年間
- 感染させる期間: なし(ヒト-ヒト感染しない)

ヒストプラズマ症

病原体 ヒストプラズマ真菌

治療 抗真菌薬

予防接種 なし

感染経路 経気道感染

媒介動物 コウモリ、トリ（糞を介して）

予防 洞窟の中などでコウモリや、トリの糞をマスクで避ける

注意すべき人 アメリカ・東南アジア・ヨーロッパ

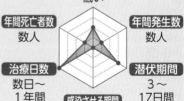

- 感染リスク: 低い
- 年間死亡者数: 数人
- 年間発生数: 数人
- 治療日数: 数日～1年間
- 潜伏期間: 3～17日間
- 感染させる期間: なし(ヒト-ヒト感染しない)

プラストミセス症

病原体	プラストミセス真菌
治療	抗真菌薬
予防接種	なし
感染経路	動物による咬傷、経気道感染
媒介動物	ペット、家畜、野生動物全般
予防	流行地であるアメリカ五大湖周辺に注意

注意すべき人 野外 アメリカ・カナダ

- 感染リスク：低い
- 年間死亡者数：0人
- 年間発生数：数人（国内はなし）
- 治療日数：数日〜数年間
- 潜伏期間：数時間〜3日間
- 感染させる期間：数日

ムーコル症

病原体	ムーコル真菌
治療	抗真菌薬
予防接種	なし
感染経路	経気道感染
媒介動物	なし
予防	居住環境でエアコンを含め定期的な清掃

注意すべき人 免疫不全患者

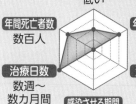

- 感染リスク：低い
- 年間死亡者数：数百人
- 年間発生数：数百人
- 治療日数：数週〜数カ月間
- 潜伏期間：不明
- 感染させる期間：不明

[２] 飲食物、生活水を通して感染する病気

コレラ

………… 世界で毎年10万人規模の死者を出すパンデミックの代表

世界で数百万人の感染者を出す病

　コレラ菌はもともとインド・ガンジス川周辺に常在していましたが、文化の交流によって世界に拡散したのち、19世紀までに何度も大規模なパンデミックを起こしています。

　現在でも世界ではアジア、アフリカ、中米などを中心に、毎年数百万人が発症し、死者は10万人を前後しています。日本では1858年（安政５年）から明治時代にかけての流行で、死者が10万人に及んだという記録があります。そして1977年〜 1989年にかけて毎年100人弱の集団感染がありましたが、2010年以降の感染は報告されていません。**年間10人前後の患者はすべて海外で感染した帰国者です。**

　コレラ菌はグラム陰性桿菌で、Ｏ１型とそれが変異したエルトール型およびＯ130型の３種があります。感染は主に汚染された水や食品からの経口感染です。

死に至る原因は「脱水」

　コレラは急な下痢と嘔吐と腹痛を伴いますが発熱はなく、下痢によって引き起こされる低体温から唇が紫色になり、震えが起きます。水様便は大量で「米のとぎ汁」とも呼ばれ、便臭は乏しく血液も混じりません。急速に高度の脱水状態となり、血液の酸性

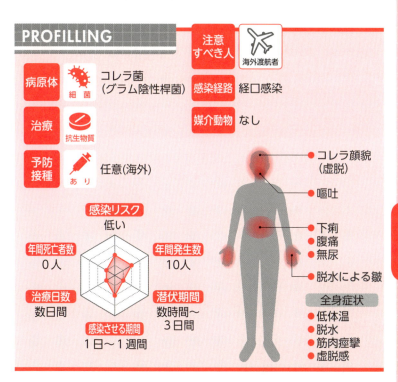

化（アシドーシス）と低カリウム血症を伴います。声は嗄れ（嗄声）、筋肉の痙攣、無尿、虚脱に陥り、老人様のコレラ顔貌やしわしわの「洗濯婦の手」が現れます。脱水による水とナトリウムなど電解質の損失により数時間で死亡することもあります。

実はコレラ菌は胃酸に弱く、多くは胃内で死滅します。死滅しなかった少量の菌が小腸で大量に増殖して一部の人が発症しますが、ほとんどは症状の出ない不顕性感染者です。胃に問題のある人を除けば、健康な日本人は簡単には発症しないでしょう。

海外へ行く際は予防接種を受けること。たびたびエピデミックが起こる地域の人の多くは体内に抗体を保有しており、感染しにくくなっています。

147

[2] 飲食物、生活水を通して感染する病気

A型肝炎

飲食物から起こる食中毒

単なる風邪と間違われることも

　肝炎といえば慢性のＢ型肝炎、Ｃ型肝炎を思い浮かべますが、Ａ型肝炎はそれらに比べ、１～２カ月でほとんどが後遺症もなく治癒する急性肝炎です。ウイルスによる食中毒と言えます。

　東南アジア常在の感染症で、ときに大流行もあり、近年の日本では年間100～300人が罹患し、数年に一度の流行があります。2014年は感染者433人、2018年は925人で、そのうちの約１割が海外からの帰国者でした。小児では８～９割が症状の出ない不顕性感染で、全体の致死率は0.1％、高齢者では３％となります。

　病原体はRNAのＡ型肝炎ウイルスで、熱に強く、70℃で30分、100℃で１分以上の加熱をしないとウイルスが死滅しません。ただ、塩素系やホルマリン、アルコールなどの消毒液と紫外線に弱いのが特徴です。

東南アジアへ行く場合は注意

　Ａ型肝炎は、長い潜伏期間のあと、38℃以上の急な発熱で発症します。黄疸、全身倦怠感、食欲不振、悪心、嘔吐、腹痛、下痢（ときに灰白色）、茶色尿、頭痛、咽頭痛、肝機能異常などの症状が認められますが、１～２週間で症状は軽快します。単なる風邪と思われることも多い感染症です。

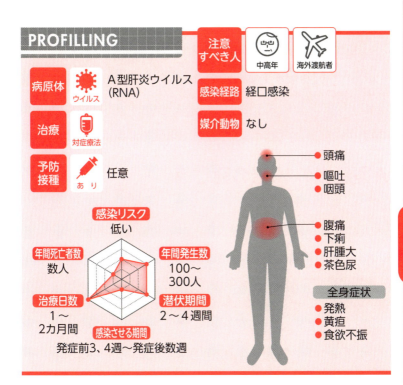

　死亡はほとんどなく、しかも**A型肝炎ワクチン接種には100%近い予防効果**があります。予防接種は2〜4週間の間隔を置いての2回接種で6カ月以上の効果があり、半年以降に3回目を接種することで5年以上の予防効果が得られます。**流行地域へ旅行や長期滞在をする人にはお勧め**です。とくに東南アジアから帰国したあと、原因がはっきりしない急な発熱と全身倦怠感が2〜3日続いたら、この病気を疑うべきでしょう。

［2］飲食物、生活水を通して感染する病気

E型肝炎

······························ 人獣共通感染症。とくに妊婦は注意を

A型肝炎の10倍の死亡率

　E型肝炎の流行地は限定的で、インド、ミャンマー、ネパール、パキスタン、キルギス、アルジェリア、リビア、ソマリア、メキシコ、中国の新疆ウィグル自治区です。通常は秋がピークですが、東南アジアでは雨期の洪水後に流行します。日本では近年、北海道、東北などで年に数例の発生報告があります。

　病原体はRNAのE型肝炎ウイルス（HVE）で、最初にブタやシカ、イノシシに感染し、それが糞便で排出され、水系を経て感染が他の動物に拡大します。人獣共通の感染症です。

　症状はA型肝炎と同様、急な発熱で発症し、全身の倦怠感、頭痛、食欲不振、悪心、嘔吐、腹痛、黄疸、ときに白色便の下痢や茶色尿が約2週間続きます。

　通常約1カ月で完治しますが、死亡率は1～2％とA型肝炎の約10倍です。妊婦では劇症肝炎となることも多く、致死率は20％と高くなります。発症は15～40歳に多く、小児の発症は比較的少なくなっています。

ブタ、シカ、イノシシに注意

　E型肝炎に予防接種はなく、予防対策は上記の流行地域を訪ねた際に飲料水に注意し、ブタのレバー、シカ肉、イノシシ肉など

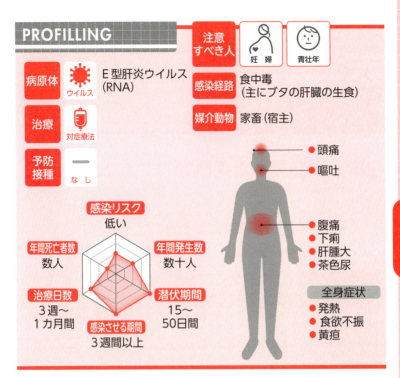

の生食を控えるしかありません。

　潜伏期間は15〜50日間で平均6週間です。もし感染地を訪ねる機会があり、その直後に急な発熱と全身倦怠感が現れて黄疸が出たならば、すぐに病院で受診するべきです。診断医師は直ちに保健所へ届け出る必要があります。

ちなみに日本のブタレバーからはHVEが1.9％検出され、加えて日本人のE型肝炎に対する抗体の保有率は5.4％と低いため、生食は確実に避けるべきでしょう。

[2]飲食物、生活水を通して感染する病気

赤　痢

———————————————————— かつて恐れられた経口感染症

日本人が発見した病原菌

　赤痢は1897年に日本人の志賀潔が発見し、「シゲラ」という日本人名の付いた唯一の病原細菌です。

　世界では発展途上国を中心に毎年1億人が感染し、数十万人が死亡しています。日本でも1960年までは毎年10万人以上が発症し、約2万人の死亡があったのですが、1980年以降、感染者は1000人を下回り、ここ数年は年300人前後となっています。世界では罹患者の80％が10歳未満ですが、日本人は出張先の海外で感染することが多くなっており、7～8割が青年層です。

　病原体は4種類のグラム陰性桿菌です。宿主はヒトとサルのみで、腸内に寄生します。輸入ザルからの感染が日本で問題となったこともあります。

血の混じった下痢に注意すること

　赤痢は全身の倦怠感と悪寒を伴う急な発熱で発症し、1～2日後に腹痛、少量の排便と便意を繰り返す、しぶり腹（テネスムス）が続き、特徴ある膿の混じった血便が出ます。軽症なら約1週間、重症でも数週間で自然治癒しますが、2歳未満の小児や病弱な成人では脱水や、それに伴う血液中のナトリウム低下などで死亡することもあります。

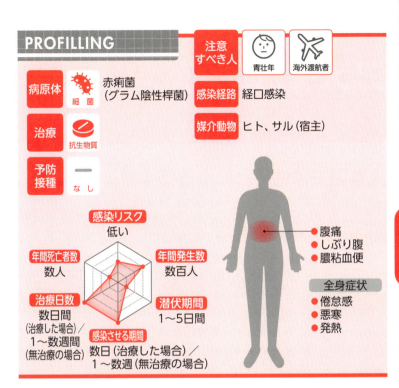

　感染力は高く、菌量がわずか10〜100個でも感染し、日本では家庭内の二次感染も4割近くあります。潜伏期間は、多くが3日間です。感染期間は無治療では数週間に及ぶこともありますが、抗生剤を投与すれば期間は短縮します。学生は学校保健法で治癒するまでは出席停止となっており、医師は保健所への届出が必要です。とくに帰国者は、血の混じった下痢便が出たら早急に受診したほうがいいでしょう。

[２]飲食物、生活水を通して感染する病気

アメーバ赤痢

………………………………………… 世界人口の10％が感染者

先進国では性行為による感染が一番多い

「アメーバ赤痢」は、赤痢と名はついていますが、前項の**「赤痢」とはまったく別の感染症**で、病原体は原虫の「赤痢アメーバ」です。ヒト、サル、ブタを宿主とする微生物です。

　発展途上国を中心に世界で毎年５億人が感染しており、これらの地域では、汚染された飲料水や食品からの経口感染が主要な経路となっています。死亡者は毎年推定４万〜７万人にのぼります。近年、感染症状を起こす病原種と感染症状を起こさない非病原種の２種あることが判明しており、その比は１：９なので、世界人口の１％弱が病原種の感染者となります。

　発展途上国では糞便中の嚢子（のうし）（休眠状態になった寄生虫）による経口感染が主ですが、先進国では性行為による感染が多くなります。日本ではこれが25％を占め、飲食物からの経口感染は23％です。**日本では1990年以降、毎年の感染者数は100〜200人でしたが、その後急増し、2001年以降は年400人以上が続いています。**患者の90％は男性でその多くが同性愛者であり、女性も２倍近くに増加していて風俗業従事者が多いのが特徴です。

人によって症状はかなり異なる

　アメーバ赤痢の症状は、原虫の感染力とその人の抵抗力により

PROFILLING

注意すべき人 青壮年

病原体	赤痢アメーバ（原虫）
治療	抗原虫薬
予防接種	なし

感染経路 性行為感染、経口感染

媒介動物 ヒト、サル・ブタ（宿主）

感染リスク 低い

- **年間死亡者数** 数十人
- **年間発生数** 数百人
- **治療日数** 1カ月間以上
- **潜伏期間** 6～20日間
- **感染させる期間** 数年以上

- コレラ顔貌（虚脱）
- 下痢
- 圧痛
- しぶり腹
- 腹痛
- 潰瘍
- 肝膿瘍
- 腹膜炎
- 粘血便

全身症状
- 発熱
- 食欲不振
- 黄疸

無症状から重症までさまざまです。主に腸管アメーバ症と腸管外アメーバ症に大別されます。

腸管アメーバは感染者の5～10％で、赤痢と同じ症状か、大腸に潰瘍を生じることもあります。腸管外アメーバ症は感染者の1％未満で、大腸の潰瘍部で増殖したのち、肝臓で肝膿瘍を起こします。膿瘍が破裂すれば腹膜炎を来し、重症となります。

治療には「抗原虫薬メトロニダゾール」を用いますが、完全な駆除はできず40～60％のケースで膜で覆われた原虫である嚢子が腸内に残存しますので、症状に応じて他の薬剤を試みる必要があります。症状が出ていない場合は治療をしませんが、10％の患者が1年以内に再発症します。

[２]飲食物、生活水を通して感染する病気

レジオネラ症

.... 給湯施設や浴槽で広がる感染症。プールにも注意

家庭内にいる病原体

1976年にアメリカ、フィラデルフィアの在郷軍人集会で肺炎が集団発生したことから、「在郷軍人＝legionnaire」の名が病名につけられました。やがて世界中で症例が見出され、日本でも肺炎入院患者の２～５％がこの病気によります。毎年1000人弱の発生があり、2007年の宮崎の集団発生では295人が感染し、７人が死亡しました。梅雨から夏がピークです。

病原体はグラム陰性桿菌に属する９種類以上のレジオネラ菌で、肺炎型と熱型があります。多くは肺炎型で土壌に生存し、河川、湖でも検出されます。**生活環境の中でも冷却塔水、給水給湯設備、浴槽に定着して感染源となり、循環式浴槽やシャワーヘッドにも定着が認められます。**

肺炎型では、最初は全身の倦怠感、頭痛、食欲不振、筋肉痛などが生じます。進行すると高熱、悪寒、乾いた咳、次いで膿や血の混じった痰が出るようになり、肺炎症状が明らかとなります。重症になると血管内で血液が凝固して、全身から出血が起こる播種性血管内凝固症候群（DIC）で死亡することもあります。

お風呂場での感染に注意する

レジオネラ菌の感染は、エアロゾルや土埃の吸入、汚染水の飲

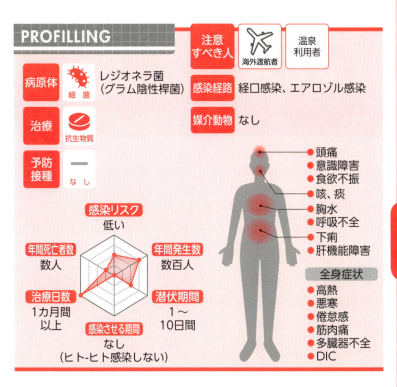

　用や浴槽の水を介して起こります。菌濃度が低ければ発症リスクは低く、免疫力の弱い高齢者、酒豪、喫煙者、慢性呼吸器疾患や糖尿病のある人、免疫抑制剤使用者がハイリスクとなります。

　公共施設などでの予防対策は管理する人に委ねるとして、私たち個人が注意すべきことは、汚染された浴槽のジェットバスでは空気と菌が細かく混じったエアロゾル感染が起こり得ることを意識し、浴槽の換水や掃除を定期的に行なうことです。貯水は20〜45℃を避け、毎日の風呂場の洗浄に加えてときどき殺菌効果の高い塩素系消毒薬を使用して毛髪、垢、ゴミなどを除去することなどでしょう。

[3]食中毒を引き起こす感染症

サルモネラ

下痢を引き起こす４大疾患の一つ

あらゆる動物の腸内に常在する病原菌

　サルモネラは全世界で下痢を起こしている４大疾患の一つで、アメリカでは毎年140万人が発症、うち17万人が受診して１万5000人が入院、400人が死亡していると推計されています。

　日本では、1995年まではアメリカより発生件数はかなり低くて、毎年数百件、発症者の報告は数千人でした。ピークの1996年では350件の発生で１万6000人が発症しました。以降は徐々に減っていき、2018年は18件で640人の発症となっています。軽症、不顕性感染が多く、60～80％は医師による診断が行なわれていないと推定されます。急性の胃腸炎症状で発症、吐き気、嘔吐に始まり、１日数回～十数回の水様下痢、腹痛、発熱が現れます。通常１～４日、長くても２～７日で治りますが、小児は重症化しやすく、痙攣、意識障害を起こすこともあります。

とくに「卵」には注意！

　病原菌はグラム陰性通気性嫌気性桿菌のサルモネラ菌で、菌は２種あり、1450という名前の血清型を持つ１種が感染の99％を占めます。ウシ、ブタなどの家畜、ニワトリ、アヒルなどの家禽、ネズミなどの齧歯類、イヌ、ネコ、カメなどのペット、その他の野生動物の主に腸管に生息しています。1984年にはアメリカの

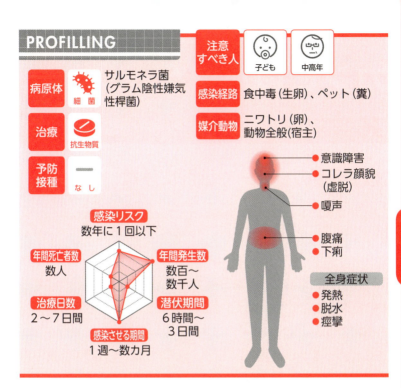

　オレゴン州で、宗教カルト集団が選挙妨害のためサラダにサルモネラ菌を混入させるバイオテロ事件が発生しました。感染経路は菌に汚染された加熱不十分な食品の摂取、つまり汚染食肉からの二次感染が多く、日本では鶏卵、とくに生卵からの感染リスクが高くなっています。小児ではペットの糞からの感染もあります。

　発症は夏に多く、1998年には感染源となる鶏卵への行政対策が導入されました。生で卵を食べる日本ではとくに鶏卵への対策が必須で、生産、流通、販売業者に対して取り扱い方が細かく定められています。**家庭では鶏卵の賞味・消費期限を確認し、保存は4〜6℃で冷蔵庫保存または冷凍保存が必須です。**

[3]食中毒を引き起こす感染症

カンピロバクター

················· 鶏肉から感染する病原体。調理器具への汚染も注意

加熱不足のレバーや砂肝に注意

病原体はカンピロバクター菌ですが、17種ある菌のうち、食中毒を起こすのは小腸型であり、大腸型ではほとんどありません。カンピロはギリシャ語で「曲がった」の意。バクターはラテン語の「菌」に由来します。世界中で流行を繰り返しており、毎年150万人の発症があるという推計もあるほど身近な感染症です。

日本では2018年に319件、1995人の報告がありました。食中毒に占める割合は件数で24％で、近年で最も多い細菌性食中毒です。初夏や秋に多い傾向にあります。

この菌の汚染率は鶏肉がほぼ10割で、市販されている鶏肉でも20〜40％に及びます。レバーと砂肝では７割弱で、だから鶏肉の生食は避ける必要があります。加熱不十分な食肉のほか、汚染された食器、包丁、まな板、ふきん、スポンジなどを触った手を介しての経口感染もあります。ですから肉を切ったあとの包丁や、まな板の洗浄は大切です。

ニワトリ、シチメンチョウ、アヒルなどの家禽のほか、ウシ、ブタ、ヤギなどの家畜、イヌ、ネコなどのペットや野鳥にも菌が潜んでいる可能性があり、それらとの接触も感染源となります。

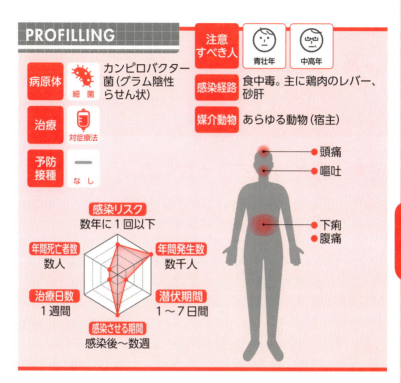

自然に治るケースがほとんど

　潜伏期間は通常2～4日間で、まず水様の下痢、血液や粘液の混じる便が現れます。悪寒、全身倦怠感、頭痛、腹痛、嘔吐、発熱が先行することもあります。1週間ほどで治癒し、死亡はまれです。自然治癒するケースがほとんどでしょう。ただ、手足が麻痺し、顔の筋肉が動きにくくなり、口から飲食物が漏れたり目を閉じにくくなったりするギラン・バレー症候群を発症することもあります。死亡率は2％です。急性の眼筋麻痺、運動障害、腱反射消失を伴うミラー・フィッシャー症候群という神経疾患を合併することもあります。

[3]食中毒を引き起こす感染症

クドア

ヒラメから感染する新しい食中毒

日本人名がついている食中毒

　2011年、愛媛県でヒラメによる集団食中毒が発生。この原因が1970年に沖縄のブリ養殖場で発見されたクドア・セプテンプンクタータと判明したのを契機に、注目され始めました。病原体は、クラゲやサンゴに近い粘液胞子虫という原虫の一種です。2011年には33件472人の発生があり、以降次第に減少していますが、毎年およそ20 ～ 40件発生し、150 ～ 450人が発症しています。8 ～ 10月の夏に多くなります。

「クドア」はアメリカに帰化し、リチャード・クドウと名乗った原虫学者・工藤六三郎の名に由来します。「セプテンプンクタータ」とは「7点」を意味し、花の花弁に似た原虫の形状から命名されました。ゴカイなどとヒラメやサバ、マグロなどの魚類の間を行き来する原虫で、魚の筋肉に寄生します。魚が感染で死ぬこともありますが、サカナ-サカナ間の感染はありません。ほ乳類には寄生せず、人の体内でも成育しません。食中毒は魚の筋肉内で産生される胞子により引き起こされます。

日本の養殖ヒラメはほぼ大丈夫

「クドア」は一過性の嘔吐、下痢で発症し、比較的軽症で1 ～ 2日間で治り後遺症はありません。

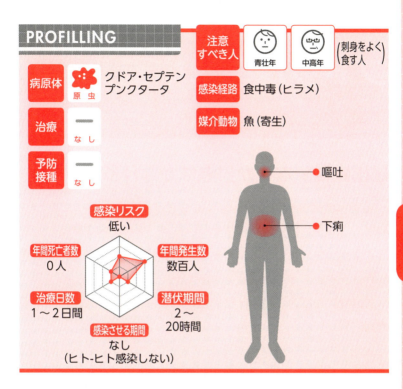

　ほとんどはヒラメの刺身の生食で感染しますが、日本では養殖の管理が行き届いているため、まず問題はありません。食品衛生法により出荷前の抜き取り検査が実施されています。１ｇ当たりの胞子量が100万個以上で発症します。

　注意するのは天然ものや、外国で水揚げされたもの、とくに韓国からの輸入魚を食した場合でしょう。それでも－20℃で４時間以上の冷凍、あるいは中心温度75℃で５分間以上の加熱をすれば、感染力は失活します。

[3] 食中毒を引き起こす感染症

ブドウ球菌食中毒

··································· 日常、頻繁に起こっている感染性食中毒

届出数は少ないが実際はかなり多い

病原体はブドウの房状に繁殖する嫌気性黄色ブドウ球菌。28種ありますが、通常はヒトや動物の皮膚、鼻腔、消化管におとなしく常在しています。さまざまな理由でこの菌が増殖し、外毒素と呼ばれるエンテロキシンを排出すると、食中毒が起こります。

この食中毒は日常でも頻繁に起こっており、多くは軽症で受診や届出も行なわれないため、発生届出数は毎年数十件、数百人の発症届出数に留まっています。アメリカでは毎年20万人が発症していると推計されていますから、日本でも実際の発症数は届出数よりはるかに多いでしょう。2000年には関西で加工乳を原因とした１万3420人の発症があり、戦後最大の食中毒事件となりました。

傷口の膿が口に入って感染

感染は、包丁などで指を切り、皮膚に常在する黄色ブドウ球菌が増殖して膿となり、膿で産生されたエンテロキシンが調理品から口にうつることで起こります。ですから**爪垢に菌がたまらないよう爪は短く切り、調理前後の手洗いや食器の洗浄や消毒をすることで防げます**。手に限らず、他の皮膚でも膿があったらよく洗い、調理をするときは手袋をするといいでしょう。

164

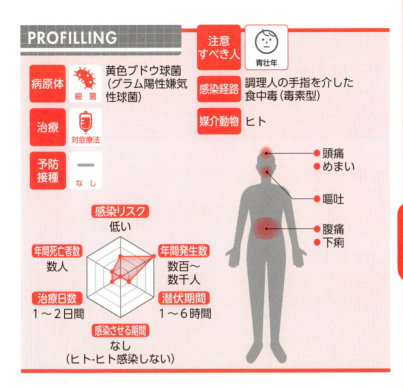

　そのほか汚染される可能性がある食品としては、にぎりめし、折り詰め弁当の米飯など、牛乳などの乳製品、ハム・ソーセージなどの加工肉、かまぼこ・ちくわ・薩摩揚げなどの魚肉練りもの、生菓子、豆腐が知られています。

　吐き気に寒気、嘔吐など急激な症状は起こりますが、数時間で弱まり、2日もしないうちに治まります。ヒト-ヒトの感染もなく、水分を補給すれば、脱水や血圧が下がり意識障害となるショックに陥ることもまずないため、心配しすぎる必要はないでしょう。

[3]食中毒を引き起こす感染症

ノロウイルス感染症

牡蠣で起こる強烈な食あたりの原因

日本で最も多い食中毒の要因

ノロウイルスは、ウイルス性胃腸炎の代表格で、小型球形RNAノロウイルスが口から入ることが原因で起こります。**日本の食中毒の30〜50％を占めます**。食事を提供する施設での集団感染が多いのですが、家庭内での家族間感染もよく起こります。

報告される発生件数は年間約300件で、一度の発生で数十人、また家族など身近な人への二次感染が多発するのが特徴です。年間患者数は1万人を越えます。発症は全年齢に及び、繰り返し感染することで抗体ができ、50歳以上の人の6割には6カ月〜2年程度持続する抗体があります。血液型のO型、A型で発症しやすいとも言われ、夏に多い食中毒と違い、11〜3月の発生が多くなっています。

症状の最大の特徴は主に小腸の感染による嘔吐と水様性の激しい下痢で、急速に脱水が起こります。経口補水液をよくとって脱水を防ぐなど、この点に注意すれば死に至ることはまずありません。まれに痙攣、腸閉塞、脳症があり、高齢者では吐瀉物による気道閉塞も起こります。

「牡蠣」が感染源の代表格

ノロウイルスの感染は、海中でこのウイルスに汚染された魚介

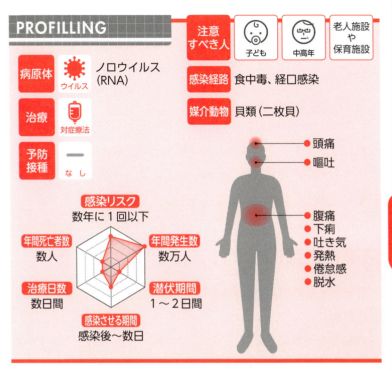

類、とくに牡蠣などの二枚貝の生食や不十分な加熱が最多です。

感染者の排泄物や手から二次感染が起こる糞口感染が特徴で、潜伏期は1〜2日と短く、理由はよくわかりませんが、なぜか冬期に突然乳幼児に発生するケースが多くあります。排泄物に混じったウイルスがトイレから屎尿処理場、河川、海に流れ、それが貝を代表とする魚介類の体内に蓄積され、再び人間の口に戻ってくるというサイクルがあるようです。

感染期間は数日ですが、まれに2〜3週間後までウイルスが検出され続けることもあります。症状のない不顕性感染者の便にも大量のウイルスが存在するので、二次感染による集団発生が起こりやすくなります。胃酸では死滅せず、熱にも比較的強いので、汚染の可能性のある食品は中心温度85〜90℃以上で1〜2分の

[３]食中毒を引き起こす感染症

加熱調理が必要です。抗ウイルス剤もなく、脱水に対する経口に
よる水分補給と栄養補給が治療の中心です。乳幼児や高齢者では
重症化しやすく、点滴による治療が必要になることもあります。

感染力の強いウイルスはどう除去するか

　ノロウイルスのような糞口感染する強力なウイルスを、どうす
れば防御できるでしょうか。

　感染者の吐瀉物や排泄物などには、自分は直接触っていないと
おそらく誰もが考えるでしょう。しかし、いつのまにか接触して
いるものです。そしてたとえば飲食店や家庭など、さまざまな場
所でテーブルや食器、床、ドアノブなどにウイルスを撒き散らし
ています。

　感染者の吐瀉物や下痢便で汚染された床などを消毒する際はマ
スク、手袋、使い捨てのエプロンを使用します。その際、ウイル
スが空中に舞い上がれば空気感染も起こり得るので、使用したあ
とでペーパータオルや新聞紙などで覆い、場合によっては市販の
吐瀉物用凝固剤も用い、ビニール袋などで口を閉じてから、ゴミ
として廃棄します。

　拭き取りにくいカーペットなどには10日間も感染力のあるウ
イルスが残るので、これらは十分に消毒する必要があります。汚
染された衣類、リネンなどは次亜塩素酸ナトリウム消毒薬に浸す

か、85℃以上の湯で1分以上の洗濯、あるいは高温乾燥機やアイロンをかけます。トイレの水を流すときは、ウイルスが周囲に飛び散らないよう便座の蓋を下ろします。手拭き用タオルの共用や、手を乾かすためのジェットドライヤーの使用も避けるのが賢明です。

感染症を寄せつけない調理器具の消毒法

ノロウイルスのような食中毒を防ぐために、**ふだんから調理器具を消毒しておくことが有効**です。完全な消毒には消毒用の次亜塩素酸ナトリウムを用いることが重要ですが、これには金属腐食性があるので、吹きかけたあと、濡らしたタオルなどで拭き取ります。次亜塩素酸ナトリウムがなければ、家庭用の塩素系漂白剤をその使用法に従って代用すればいいでしょう。

消毒用アルコールや、塩化ベンザルコニウムを主成分とした殺菌作用のある市販の逆性石鹸は、このノロウイルスには効果が低いと言われていますが、何もしないよりはいいでしょう。とくにノロウイルスには予防接種もないため、日々の気遣いで感染を防ぐしかありません。あとは対策として93ページのHACCP（ハサップ）の項目を参照ください。

[３]食中毒を引き起こす感染症

腸管出血性大腸炎（O157）

················ 流行語にまでなった被害甚大な食中毒。生食に注意！

大腸菌のベロ毒素による発症

　1982年以降、アメリカでハンバーガーを食べて激しい出血性の下痢を起こす集団食中毒が相次いで発生し、死亡者も出る事故が続きました。原因は毒素を持つ大腸菌O157であることが判明し、この病名がつきました。

　日本でも1990年に浦和市（現さいたま市）の幼稚園児２名が井戸水から感染して死亡。1996年には堺市の小学校で学校給食による5000人を越える集団発生があり、３名が死亡しました。一躍注目を集め、「O157」という病名は流行語にもなりました。2010年以降も毎年100 ～ 1000人の発生があり、年間数人が死亡しています。０～４歳が最も多く、次いで５～９歳で、初夏～初秋に多く流行します。

　この大腸菌は主にウシ、ヒツジ、シカなど反芻動物の大腸に生息し、本来、多くは病原性を持ちません。しかし、まれに「ベロ毒素」と呼ばれる毒性を産生することがあるのです。ちなみにサルの腎臓上皮に由来する寿命のない実験用不死細胞のことをベロ細胞といいます。「ベロ」とはエスペラント語で「真理」を意味します。ベロ毒素はこの不死細胞をも殺してしまいます。ちなみに「157」は、表面にあるこの抗原が157番目に発見されたからです。

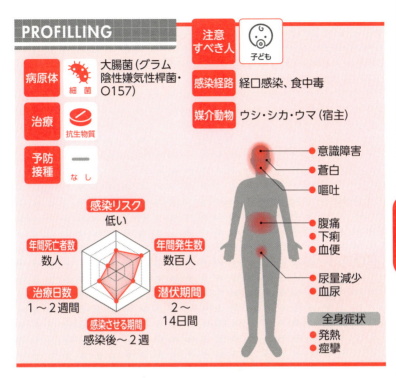

脳にまで影響する怖い食中毒

O157は、下痢と腹痛で発症します。血便、嘔吐、発熱など感冒のような症状を伴うこともあります。重症になると出血が多くなり、典型的な出血性大腸炎となります。

通常は1〜2週間で治まりますが、数日〜2週間後に5〜10％の患者が貧血や腎不全を伴う溶血性尿毒症症候群を発症。そのうち20〜30％の患者が、痙攣や意識障害を来す脳症に発展します。死亡率は1〜5％で、乳児や高齢者が重症化しやすくなります。

治療には発症早期に抗菌剤を数日間経口投与しますが、効果のある抗生剤選択には十分な検討が必要です。対症療法としては、

経口あるいは点滴で水分補給し、溶血性尿毒症症候群では腎透析や腹膜透析によって腎臓機能の保全をします。脳症では抗痙攣剤や脳浮腫に利尿剤投与などを行ないます。

生の肉のほか、野菜にも付着する

　O157は主にウシ、ヒツジ、シカなど反芻動物の大腸に生息しているので、感染はそうした動物の腸内容物に汚染された食品や水が人体内に入ることによって起こります。

　これまで報告された汚染食品は、生の牛肉や牛レバー、シカ肉、馬肉刺身、ユッケ、白菜の浅漬け、冷やしキュウリ、キャベツ、ほうれん草、冷凍メンチカツ、イクラ、カイワレ大根、メロン、アップルジュースなど。土壌から収穫して家庭で食すまでの間に、何らかの理由で汚染が起こっているのです。患者や保菌者との接触からの二次感染もしばしば起こります。

予防の三原則を忘れてはいけない

　感染力は非常に強く、菌の数がたった50個でも発症します。胃酸にも強いため非常にやっかいです。

　ですから対策の第一は、感染を起こさないことです。

　O157予防の三原則は「つけない、増やさない、殺す」です。

食品の購入、保存、下準備、調理、食事に関して、洗浄、消毒、手洗い、接触、入浴などにおけるHACCPの原則（93ページ参照）を守ることが重要です。

2011年に生食用の牛肉の規格、表示基準が規定され、生肉用のトングと箸を分けるほか、2012年から牛レバーの生食が禁止されています。

もし家族に感染を疑われる人がいれば、保健所が調査を行ないますので、協力し指導を守りましょう。飲食関係業務従事者には調査のうえ、就業制限などがあります。

診断医師は直ちに保健所へ届ける義務があり、学校保健法では感染させる恐れがないと医師が判断するまで出席停止となります。

腸管出血性大腸炎（O157）

第3章 感染症予防の徹底ガイド

［3］食中毒を引き起こす感染症

アニサキス症

.... 寿司や刺身好きの人は注意したい寄生虫

刺身で感染する寄生虫

　イカやサバの刺身を食べたあとに激しい胃痛が起こり、病院で胃カメラ検査を受けたらアニサキスが見つかったというケースがよくあります。感染は世界中で報告され、日本での届出数は年間数百人に留まっていますが、刺身や寿司を好むことを考慮すると、実際には毎年数千人が感染していると推定されます。

　病原体は体長2～3cm、幅0.4～1mmの乳白色のアニサキスの幼虫で、3種のうち1種がヒトへ感染します。イルカ、クジラ、アザラシなど海のほ乳類が最終宿主で、排泄などした際に海中に出た卵から孵化した幼虫がオキアミなどの甲殻類に寄生、食べた中間宿主のイカ、サバ、サンマなどの魚類に潜み、それを人間が食べれば感染が生じるのです。

　私は関東生まれで**「生サバを食べるな」**と言われて育ちましたが、その後、福岡県へ赴任したら皆がサバの刺身を食べていて**驚**きました。「さすが新鮮さが違うのだろう」と当時は思いましたが、それは誤解で、ヒトに感染する種のアニサキスが日本海側には少ないことが理由です。

冷凍するか加熱することで感染は防げる

　アニサキスが引き起こす症状は、寄生する場所によって大きく、

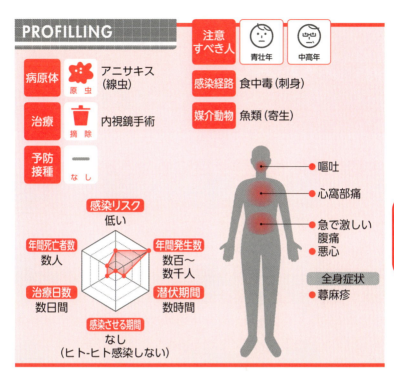

胃アニサキス症、腸アニサキス症、消化管外アニサキス症の3つに分けられます。いずれも主症状は腹痛や嘔吐、痛みは幼虫が胃や腸壁を食い破るから生じると誤解されています。実際にはそうではなく**急性アレルギーの一環**です。食中毒ですが下痢はしません。幼虫1匹でも感染は成立しますが、潜伏期はわずか数時間です。ヒトの腸内では成虫にはなれず、数日で死亡するか、便で排出されます。予防策としては、イカ、サバ、サンマ、カツオ、イワシ、アジなどを生食するときに、虫体がないか身をよく観察することです。イカやアジの寿司ネタに細かい間隔で、あるいは格子型に飾り包丁を入れるのは、幼虫を切って死滅させる意味もあります。**冷凍は家庭冷蔵庫の－18℃では48時間以上、加熱は60℃で1分、70℃以上ではすぐに死滅します。**

[3] 食中毒を引き起こす感染症

ボツリヌス

.... バイオテロにも利用される強力な神経毒素

生物兵器にも美容手段にもなる病原体

　ボツリヌス菌で有名なのは、その強力な毒素をイラクのフセイン政権やオウム真理教が生物兵器として保持したことでしょう。病原体は産生する毒素の違いで分類されるＡ〜Ｇの７種のボツリヌス菌で、土壌、水、動物や魚類の腸内に生存します。日本では魚類に関連するＥ型の発症が多くあります。

　この細菌は、殺菌作用から自身を守るために、「芽胞」と呼ばれる膜構造を形成し、毒素を産生します。毒素は100℃で１〜２分間煮沸すれば破壊され、菌は100℃で６時間、芽胞は120℃で４分間の加熱で失活します。菌そのものは死にませんが、−３℃以下の冷蔵や−18℃以下の冷凍でも毒素産生は防げます。

　症状は筋肉が緩む弛緩性神経麻痺が起こり、視力低下、二重に見える複視など、まず目に症状が出ます。さらに発語障害、耳鳴り、難聴、嚥下困難へと進展し、横隔膜筋が麻痺して呼吸困難へ。涙や唾液が減少し口が乾き、白い舌苔も見られるようになります。下痢が起こることもありますが、感染型でなく毒素型なので発熱はありません。

　汚染食品摂取の食中毒では３〜７日で心臓麻痺や呼吸麻痺により、３分の１の患者が死亡。軽症であれば１週間、重症では１〜数カ月間の入院になります。

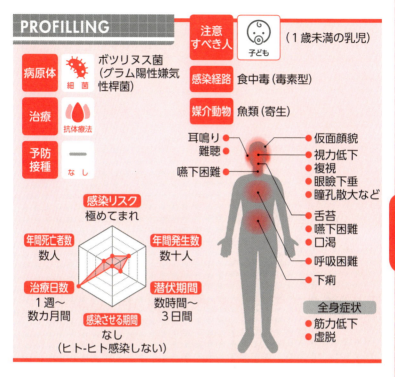

「いずし」がボツリヌスの原因となる

近年のボツリヌス菌の流行例を見ると、そのキーワードは、**「いずし」「ハチミツ」「しわとり治療」の3つに集約**されるでしょう。

「いずし」とは、なれ寿司の一種で、樽に魚や野菜、ご飯や麹、塩を交互に重ねて漬け込むことで乳酸発酵させる、寒冷地方の料理です。こうした酸素のない条件下で繁殖しやすいのがボツリヌス菌の特徴で、「嫌気性細菌」と呼びます。

いずしが原因の被害は、1984年に青森（6人）、1995年に北海道（6人）、2007年に岩手（1人）があります。1994年には、同じように嫌気性条件下で作られる熊本産のカラシレンコンから

[３] 食中毒を引き起こす感染症

感染者が出ました（全国36人）。1998年には、瓶詰にしたグリーンピースが原因のボツリヌス菌感染が、東京で起こりました（18人）。なおアメリカではピーマン、オリーブ、キノコなどの野菜や魚の瓶詰や缶詰から、ヨーロッパではソーセージや、魚や肉の燻製から、ボツリヌス菌による食中毒が起こっています。

乳児はハチミツを食べてはいけない

　ハチミツによってボツリヌス菌の被害を受けるのは、主に乳児です。大人は腸内細菌叢で守られます。

　ハチミツを摂取した乳児の発症は、1986年の千葉県を皮切りに、2012年まで31例の報告があります。2017年には生後６カ月から１カ月間ハチミツ入り離乳食を与えられた男児の死亡報告があります。1986年以降の死亡報告はこの１例のみです。

　汚染されたハチミツを摂取した乳児には、まず数日続く便秘が出現します。ミルクを吸う力が低下し、泣き声が弱くなり、首や四肢にはじまり、全身の筋力低下へと進みます。顔面筋が麻痺すると能面顔となるのは大人と共通です。病気から回復すれば麻痺はなくなります。

　いずしにしろ、ハチミツにしろ、感染を防ぐには **「作らない、食べない、あげない」** が効果的です。とくに「あげない」では、生後２〜７カ月の乳児にハチミツを与えない運動が広まり、その

178

結果、発症例が劇的に減りました。

あとは、密閉して冷蔵庫に保管している食品なら、絶対に安全だと思い込んで油断してはいけません。自身で食品加工する場合は加熱を十分に行ない、国産でも輸入食品でも製造元が安心できるところから買うようにしましょう。

瓶・缶詰、密封真空パック食品などを食べて数時間後に目の異常や言葉がうまく話せなくなる症状が出たら、すぐに病院を受診してください。

「しわとり」で大量の死者が出た理由

もう一つボツリヌス菌に関しては、ボトックス療法という、美容でしわとりのために皮膚へボツリヌス毒素を注射することで起こる事故が知られています。毒素が皮膚の末梢神経を麻痺させて顔面筋が収縮しないようにして動かなくすることで、しわを消します。

しかし、呼吸筋が麻痺して死亡するほどの大量投与による事故死がアメリカで16人、欧州で三十数人出ています。日本での死亡は2020年までありません。

ボツリヌス菌には治療のための抗毒薬もあり、早期に血液中に注入すれば有効です。**ボトックス療法を受ける場合はリスクまでを理解し、信頼できる医師に任せる**べきでしょう。

[3] 食中毒を引き起こす感染症

放尾線虫

.... ホタルイカの生食への言い伝えは守ろう！

古くから警戒されてきたホタルイカの危険性

　1974年に秋田県で腸閉塞を起こした２名の患者から放尾線虫の虫体が発見され、1987 ～ 1994年に、ホタルイカの生食をした人に腸閉塞20例、皮膚内の線虫の爬行（遊動）が32例、眼内への侵入１例が報告されました。

　ホタルイカの産地である富山県では昔から**「ホタルイカは加熱するか内臓を除去して生食すべし」**という言い伝えがあり、地元民はそうして食してきました。報告された例のほとんどは、富山湾から輸送されたものを別の地域で、そのまま生食したことで起こっています。1994年に報道があってからは加熱と冷凍が徹底されるようになり、被害は激減しています。ただ、まったくなくなったわけではありません。

　病原体は、「放尾線虫タイプX幼虫」と命名された蠕虫です。体長５ ～ 10㎜、太さ0.1㎜の幼虫はホタルイカの２ ～ ７％に寄生しているので、一度に５匹、10匹と食べればかなりの確率で感染します。スルメイカ、ハタハタ、スケソウダラ、アンコウなどの内臓にも寄生します。最後の成虫になった際の宿主は不明です。

皮膚の下で線虫が動く!?

　放尾線虫感染症は、ヒトの腸内で幼虫が増殖し、吐き気や嘔吐

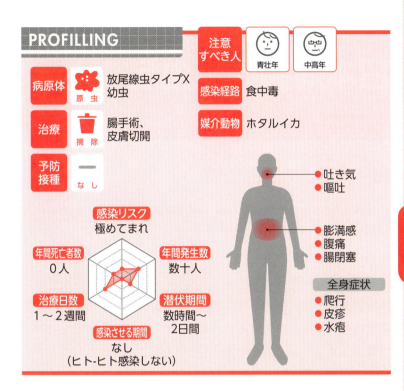

の症状で始まります。そのうち大量に増殖した虫体で腸が詰まると、腸閉塞でお腹に激痛が走り、痛みは2～10日間続きます。

皮膚の**爬行（遊動）型**は腹部から始まり、数ミリ幅の赤い線状の皮疹が1日2～7㎝の速度で動いていきます。浮腫状の隆起となる部分もあり、水疱を形成することもあります。

腸閉塞型になったら手術によって摘出するしかありませんので、そうならないよう、ホタルイカを食べる際に注意して感染を避けたいものです。生きたまま食べる「踊り喰い」や刺身、未冷凍の内臓を避けること。生食は信頼できる飲食店ですることです。厚生省（現厚生労働省）は2000年に生食用ホタルイカの取り扱いと販売に関する通達を出し、冷凍処理するなど出荷の際の原則を設けています。

[3] 食中毒を引き起こす感染症

日本海裂頭条虫症

サケ、マスに潜む、現在増加中の寄生虫

毎年数百人が感染か？

日本海裂頭条虫は、サケ、マスに寄生する蠕虫で、毎年数百人が感染します。日本では1889年に最初の患者報告があります。海外でも同タイプの寄生虫は知られていましたが、日本海裂頭条虫症が医学的に認知されたのは1980年代になってからです。北海道、東北、北陸を中心に日本全国で感染の発生が確認されて以後、現在まで増加傾向にあり、報告されているだけでも毎年100人弱います。無症状の人も多いので実際はこの数倍の発生があると思われます。

増えている理由は、**サケやマスの生食が盛んになっているから**です。病原体は成虫になると幅1.5cm、最大で体長が5〜10mにも及ぶ巨大な蠕虫で、虫卵が第一宿主とされるミジンコに摂取されて前擬尾虫という4mmほどの幼虫となり、これが中間宿主のサケ、マスに食べられます。最終宿主は魚を食べるヒトやクマなどのほ乳動物で、その体内に移行するとやがて成虫へと発育します。

サケやマスは食べる前によく観察する

日本海裂頭条虫を取り込んだ人のうち、約4割は症状を訴えません。まれに小腸に寄生するため、症状は下痢、便秘、腹痛などで、人によっては嘔吐、めまい、動悸を感じることもあります。

182

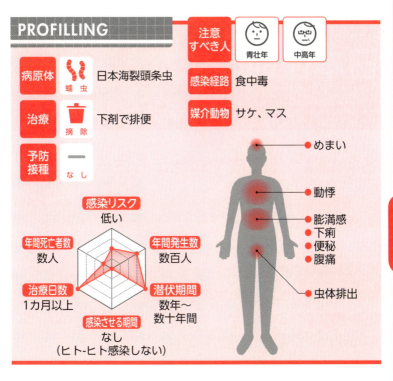

便中に排出された虫体で感染が見つかることも多くあります。

感染はサケ、マスの生食、あるいは不完全な加熱での摂食から起こりますので、予防はこれを避けるのが一番ですが、寿司や刺身が好きな人には難しい問題でしょう。

加熱では56℃以上、冷凍保存による場合は－18℃で48時間以上で死滅します。また幼虫は4mm程度はありますので、よく観察すれば肉眼で見つけるのも難しくはありません。治療は下剤によって便とともに排泄することで行ないます。

[3] 食中毒を引き起こす感染症

日本住血吸虫症

ミヤイリガイに潜む危険

名前と違って皮膚や臓器にも住みつく

　日本住血吸虫症は、ミヤイリガイに潜む原虫が引き起こす感染症です。ミヤイリガイは水辺や小川に棲む巻貝で、現在は絶滅危惧種にもなっています。中国の揚子江流域、フィリピン、インドネシアに感染者が多く、日本でも1970年代まで山梨県甲府盆地、九州筑後川、利根川流域、広島県東部に発生が見られました。ただし中間宿主である「ミヤイリガイ」への対策が功を奏し、現在では国内での感染報告はありません。

　人に寄生する住血吸虫はこれ以外に6種あり、すべて合わせると世界で2億人が罹患しており、死亡者も毎年2万人に上ります。

20年以上も感染が続く可能性も

　日本住血吸虫は成虫で長さ12〜20㎜、最終宿主としてヒト以外にもスイギュウ、イヌ、ネコ、ネズミに寄生します。雌雄異体で抱合し腸管の静脈内で産卵。90×50㎛の虫卵は便に排出されることもあります。淡水に入ると孵化を始めてミラシジウムという有毛幼虫となり、中間宿主のミヤイリガイに侵入します。貝のなかで変態して1カ月ほどでセルカリアという0.3㎜の有毛幼虫になり、再び淡水へ出ていきます。

　一部の人がミヤイリガイを食することで感染するほか、河川で

184

[3]食中毒を引き起こす感染症

回虫症

⋯⋯⋯⋯⋯⋯⋯⋯⋯⋯⋯⋯ 有機野菜の人気で増えている寄生虫

かつては日本人の半分が感染していた

　回虫は世界中に分布し、熱帯の農村では90 ～ 100％が感染しています。増殖した虫体が詰まって起こる腸閉塞による小児の死亡も少なくありません。

　日本でも1955年までは全年齢の50％以上の人に虫卵が見出され、検便による虫卵陽性者全員に駆虫剤が投与されていました。こうした対策と屎尿処理の改善の結果、2005年以降に虫卵陽性者は0.01％を割っていたのです。ところが、**近年は人糞使用の有機農法や輸入野菜が原因となり増加傾向**が見られます。

　病原体は雌雄異体の回虫で、長さはメスが20 ～ 30㎝、オスが5 ～ 20㎝にもなります。成虫は宿主の小腸に寄生し、その卵は便から排出され、これが土壌で肥料などに使われると約10日後に第一幼虫となります。2 ～ 4週間で2回の脱皮により第二幼虫から幼虫包蔵卵と呼ばれる第三幼虫となって土壌内に棲みつき、これが経口でヒトに感染します。近隣種のブタ回虫、イヌ回虫、ネコ回虫の幼虫によるヒトへの経口感染もあります。

有機野菜は葉の1枚までよく洗うこと

　幼虫による感染と成虫による感染で症状は異なります。幼虫の場合は肺で症状を起こします。発熱、咳、痰、喀血、呼吸困難を

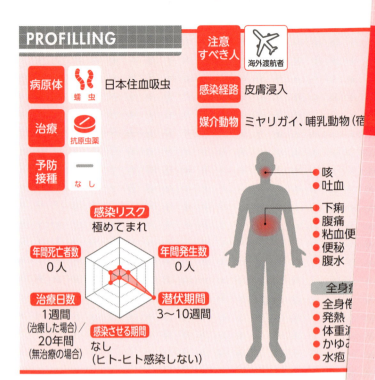

泳いだときに、水田、水たまりを裸足で歩いたときに、
セルカリア幼虫が傷口を通してヒトを含むほ乳動物に感
皮膚を貫通して静脈に定着することもあります。3〜1
成虫となり、肺や肝臓、その他の臓器内で産卵しはじめ
が出てきます。症状は下痢、腹痛、咳を伴う発熱など。
食道の静脈瘤が破れて吐血、腹部の静脈がはちきれるよ
れて、まれに虫卵が脳や脊髄に移行すると頭痛や痙攣な
経症状も起こり得ます。感染者から虫卵が排出される期
3〜5年ですが、20年以上にも及ぶという報告もあり

予防対策は、中間宿主の貝の駆除です。また、汚染
淡水に入るとき、長靴を使用すること。用水路をコン
すること。流行地での人と動物への駆虫剤の集団投与

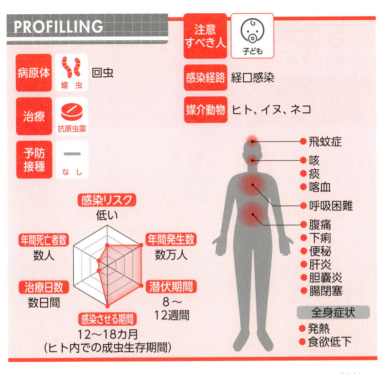

伴う肺炎などです。通常1～2週間で回復しますが、全身倦怠感などの肝炎症状や、目に幼虫が侵入すると小さな黒い点が数個、視界をよぎり、まるで蚊が飛んでいるかのように見える飛蚊症などの視力障害も起こり得ます。成虫による感染は消化器症状で、腹痛、嘔吐、下痢、便秘などです。頭痛やめまいに加え、胆嚢炎や腸閉塞、また精神状態の変化が出ることもあります。

しかし駆虫薬の1回投与で、96％は治癒します。予防策としては、感染を広めないように野外での排便を控えること、トイレを水洗化することのほか、肥料の完全な腐熟をすることです。あとは野菜や果物、とくに輸入野菜や有機農法野菜に対して十分な洗浄や加熱処理を行なうこと。ペットへの定期的な駆虫薬投与も効果的です。

［3］食中毒を引き起こす感染症

蟯虫症
ぎょうちゅう

················· 幼児の盲腸に寄生する線虫の感染症

おねしょの原因にもなる

　ヒトの盲腸に住む寄生虫で温帯の人口密集地域では低年齢層の10 〜 20％が感染しており、日本でもかつては保育園・幼稚園児、小学校低学年児童が多く感染していました。しかし現在は１％を大きく下回っています。

　病原体は盲腸に寄生する雌雄異体のヒト蟯虫で、メスは体長8 〜 13㎜、幅0.3 〜 0.5㎜、オスは体長２ 〜 5 ㎜、幅0.1 〜 0.2㎜。外観は乳白色でちりめんじゃこに似ています。産卵は盲腸内ではなく、夜間に大腸経由で肛門を出て周辺皮膚に産みつけたあと死亡します。幼虫は便とともに外へ排出されます。

　夜間就寝中の産卵時に肛門周囲の皮膚がかゆくなることで、幼児はたびたび目を覚ますことから、夜泣きやおねしょの原因にもなります。さらに成虫が盲腸から虫垂に入ると右下腹部が痛む虫垂炎症状や、女児では肛門から膣に入り膣炎や、卵管から腹腔内に侵入して肉芽腫という組織の塊を生じることもあります。

現在は検査も行なわれていない

　蟯虫は幼児の手を介する接触感染と、手から口に入る経口感染の組み合わせで伝播します。虫卵は室内環境で数週間生存し、幼児の手が触れた下着、シーツ、ドアノブ、食器などを介して兄弟

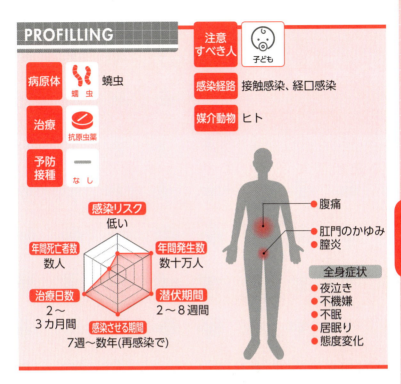

姉妹、両親、祖父母へと広がり、あるいは園や学校での集団感染を引き起こします。成虫の寿命は2カ月ほどで長くはないですが、感染サイクルが繰り返され何十回と再感染を起こすので、感染期間は数年にも及ぶのが特徴です。

予防に関して、日本では2015年まで小学3年生以下の児童に検査用セロハンテープによる虫卵検査をしていました。しかし感染減少により廃止されました。日常生活で体を清潔に保ち、寝具やパジャマ類のこまめな洗濯や掃除が大切です。**また肛門部を触る、手指をなめる、爪を噛むなどのクセが子どもにあれば、やめさせるべきでしょう。**

[4]動物と接触することで起こる感染症

トキソプラズマ症

.... 可愛いネコがもたらす危険な感染症

生まれてくる子のために最も警戒すべき病

　トキソプラズマ症は、ほ乳類、鳥類などに寄生するトキソプラズマ原虫が病原体で、最終的な宿主であるネコ科動物の腸内で増殖したオーシスト（接合子嚢）という卵がもたらす人畜共通の感染症です。

　大人が感染する後天的感染症と、胎児が感染する先天的トキソプラズマ症があり、世界中で多くの感染があります。

　一度感染すると終生免疫が継続するため、発症数は男女とも年齢に逆比例し、若い人に多く高齢で少なくなります。大人の後天的感染は主に経口感染で、ネコの糞やそこから外に出た原虫を取り込んだ家畜などの肉を介して感染します。典型的な日和見感染が多く、急性期にせいぜいリンパ腺の腫脹や軽い痛みがある程度で自然に治癒します。問題は胎児が感染する場合で、胎児死亡、流産となることも多く、47ページで説明したTORCHの筆頭「Ｔ」にあげられています。

　妊娠初期の胎盤経由の胎児感染では、胎児の中枢神経の発達が阻害されるため、生後に水頭症や精神運動障害が起こります。妊娠中期では肝臓障害が起こり、妊娠後期の感染でも、生後に網膜炎や痙攣、のちに精神や運動機能の発達に遅れが起こる可能性があります。発症率は30％くらいで、年間約100〜1100人の赤ちゃんが先天性トキソプラズマ症です。

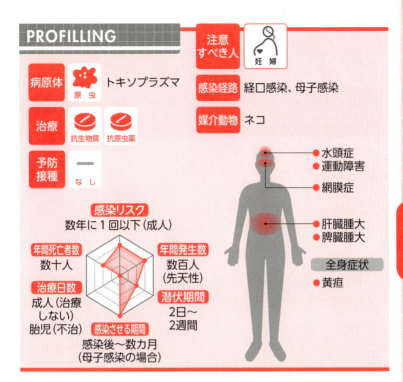

妊婦はネコに気をつけて肉の生食を避ける

　日本では30代女性の3〜30％が初めて感染すると推計され、30代女性の年出生数を100万人とすると800〜8000人の妊婦がこの病気に初めて感染していることになります。

　対策は感染したネコの糞が口から入るのを避けること。糞尿の処理をする際は手袋、マスク、メガネをし、のちに手洗いが必須です。ネコをあまり屋外へ出さないようにし、部屋の清掃を頻繁に行なうこと。糞で汚染されていなければネコの体に触れても感染はしません。また、**妊婦は、生ハム、肉の生食、レアステーキに注意し、食肉は中心が70℃以上となるよう加熱します**。とくに外国への新婚旅行では油断しないようにしましょう。

［4］動物と接触することで起こる感染症

狂犬病

·········· ネコ、アライグマ、スカンクからも!?　死亡率の高い病気

感染は犬からとは限らない

　狂犬病は、犬など感染動物の唾液にウイルスが存在し、咬まれたり傷のある皮膚をなめられたりして感染します。狂犬病は世界で毎年約５万5000人の死者が発生しており、オーストラリア大陸を除くすべての大陸で発生しています。95％はアフリカとアジア、死者の40％は15歳未満です。日本での最初の記録は1732年の長崎。ただし近年はほぼ海外での感染になっています。病原体はRNAの狂犬病ウイルスで、イヌ以外にも**キツネ**、**オオカミ**、**スカンク**、**アライグマ**、**コウモリ**、**マングース**などが宿主です。狂犬病予防法では**ネコ**、**スカンク**も注意の対象となっています。ハムスターに咬まれて感染し死亡した例もボリビアでありました。

　通常１～３カ月間（最短10日間、最長２年以上も）と長い潜伏期があり、前駆期、急性神経症期、昏睡期という経過をたどります。その間には２～７日間の発熱や食欲不振などもあります。

　急性神経症期になると間欠的に不安状態、錯乱状態に陥りますが、もうろうとしたり意識を失ったりすることはなく、意識は明瞭なままです。約50％に強い痛みを伴う喉の筋肉の痙攣が起こり、食事不能となり水を飲むのも避ける恐水症になります。昏睡期になると高熱、神経麻痺、運動失調、全身痙攣を来し、血圧低下、不整脈、呼吸不全で死亡します。**ウイルスが体内に入った場合の救命率は、１割に満ちません。**

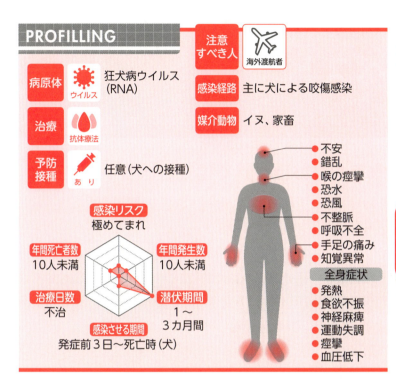

ペットや家畜の予防接種は徹底する

　狂犬病の抗ウイルス薬は実質上ありませんが、犬に咬まれた人へのワクチン接種や、より可能性が高い場合は抗狂犬病免疫グロブリンの筋肉注射をWHOは推奨しています。予防の基本は飼い主の義務として毎年、犬に予防接種をすること、野生動物にむやみに近づかないことです。知り合いの飼い犬や他のペットへの予防接種の有無も確認しておきましょう。予防接種をしていない犬は日本で4割と推定されます。**もし咬まれたらすぐに傷口を石鹸で洗浄し、オキシドールか消毒用エタノールで消毒します。そして直ちに病院へ電話し、ワクチン等の保有を確かめて受診してください。**日本での犬の咬傷は推定で年に6000件以上あります。

［4］動物と接触することで起こる感染症

ペスト

········ ネズミを通して全世界に1億人以上の被害をもたらした病

今でもなお全世界で猛威を振るう感染症

　中世ヨーロッパを襲った恐ろしいペストは、過去の病気と思ったら大間違いです。今でも世界では毎年流行し、2017年末にはアフリカのマダガスカルで2348人が発症し、202人が死亡しました。2004～2015年の12年間でアフリカを中心に全世界で5万6734人が感染、4651人が死亡。ただ日本では1926年に横浜で8人が発症して以降、輸入感染を含めてありません。

　病原体は、グラム陰性嫌気性桿菌のペスト菌です。感染経路の約8割は、感染したネズミの血を吸ったノミの体内で増殖したウイルスが、さらにヒトを刺して菌をうつすものです。残り2割は感染したペットの血液などに触れて起こる感染です。ジビエ食、ラクダやマーモセットの内臓を食べたことによる感染報告もあります。

早期であれば抗生物質ですぐ回復

　ペストは症状の違いから、**腺ペスト、敗血症ペスト、肺ペストの3つ**に分類されます。**腺ペスト**が全体の80～90%を占め、リンパ節の腫れと痛み、発熱、全身倦怠感、頭痛などの症状に始まり、死亡率は30～60%です。

　敗血症ペストは約10%で、局所症状はなく、血液から全身に

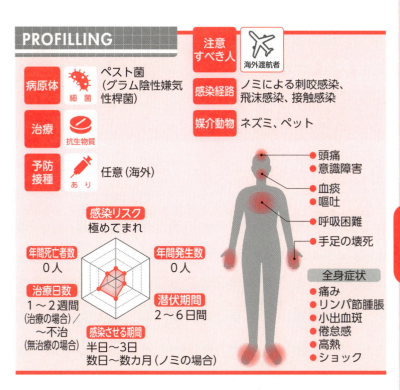

感染症状を起こし、血圧が下がって昏睡状態となり、皮膚に出血による紫斑が出て手足の壊死が起こり、わずか2〜3日で死に至ります。

肺ペストは、腺ペストや敗血症ペストの経過中に肺炎を合併することを言います。赤い泡立った血痰を吐き、高熱、頭痛、嘔吐、呼吸困難となり1日以内に死亡します。

ペストは、手足の末端や鼻にできる小出血斑が暗紫色に変色して死亡する病気で、かつて黒死病と呼ばれました。現在はワクチンもありますが、入国者に予防接種を求めている国はありません。とくにアフリカ渡航中はネズミに近づかないようにし、防虫剤でノミを遠ざけ、体調不良の人との接触に注意することです。発病後1日以内の早期なら、抗生物質の投与により3日で軽快します。

[4] 動物と接触することで起こる感染症

黄熱病

.... 野口英世も感染したネッタイシマカ由来の病

野口英世が解明に失敗した病

　2021年現在では、アフリカと南アメリカのみに発生する感染症です。1987年～1991年に大流行があり、この5年間で2万人が発症、4500人が死亡しました。このときも90％がアフリカ、10％が南アメリカからの報告です。現在も実際の発症数は年間約20万人にのぼると推定されます。現時点では媒介するネッタイシマカが日本にいないため、国内感染はありません。

　病原体は黄熱ウイルスで、都市型は、カが人から人へウイルスを媒介します。森林型では数種のカが、サルから人へ媒介します。

　日本で「黄熱病」といえば野口英世ですが、実のところこの感染症に関する彼の業績は皆無です。彼は梅毒で発見した「スピロヘーター」を含む細菌が黄熱病の原因と考えてアフリカへ赴いたのですが、ワクチン開発に失敗。自ら感染して死亡したとされています。

日本ではまず発症する可能性はない

　現在も黄熱病に効果的な抗ウイルス薬はなく、病状に応じて治療する対症療法になります。多くの感染者は無症状であり、突然の発熱、頭痛、全身倦怠、背中の痛み、悪心、嘔吐で発症しますが3日くらいで回復します。約20％は、感染から数日して脈拍

196

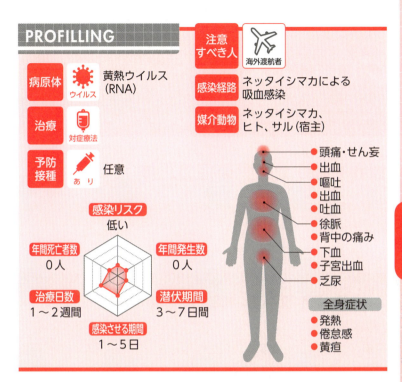

　数が減り、尿が少なくなり、臓器を含め鼻や歯などのほか全身から出血します。死亡率は5〜10％。感染から回復すれば永続抗体が残り、再感染はありません。免疫のある母親の乳児は、生後6カ月の間は胎盤経由抗体で守られます。

　予防接種は存在しており、接種後10日で有効な抗体ができ、30年間は保たれます。**国際保健規則により流行地域からの入国者には過去10年以内の接種が求められ（日本ではなし）、流行地への入国にも予防接種証明が必要となっています。**

　対策は、対象地に赴くとき、長そでのシャツや長ズボンを着用し力よけスプレーなども使って力に刺されないようにすること。あとは発熱があれば現地の病院を受診することでしょう。

[４] 動物と接触することで起こる感染症

クロイツフェルト・ヤコブ病

························· 「狂牛病」として知られる恐ろしい病

世界を騒がせた感染症の正体

　かつて「狂牛病」と呼ばれて恐れられた感染症、正式名のクロイツフェルト・ヤコブは、1920年と21年に報告したドイツ医師２人の名前に由来します。プリオン（39ページ参照）による中枢神経の感染症であり、**日本では1997年に感染者が100人を越え、以降は毎年200人近い報告が続いています。**

　ただし発症は少なく、全世界では10万人に１人の割合で発症。発症者は女性がやや多く、平均年齢は62歳。1996年に牛海綿状脳症にかかった牛の肉の摂取で、英国を起点に欧州で300例以上の発症者が出ました（日本では１例）。現在は欧州を中心に、日本でも家畜牛の検査が行なわれています。

　病原体は、神経細胞にある正常タンパク質のプリオンが変化した異常プリオンのタンパク質です。異常なタンパク質が体に入ると周囲の正常なタンパク質を異常化させ感染力を獲得します。

人間性を変えてしまう恐ろしい病

　クロイツフェルト・ヤコブ病は、感染牛の肉摂取による「孤発性」、「遺伝子異常によってまれに発症する遺伝」、「クールー病や医療行為を介して発症するもの」の３つの種類があります。日本では孤発性が77％で、遺伝子性が17％、残り６％が感染者の脳

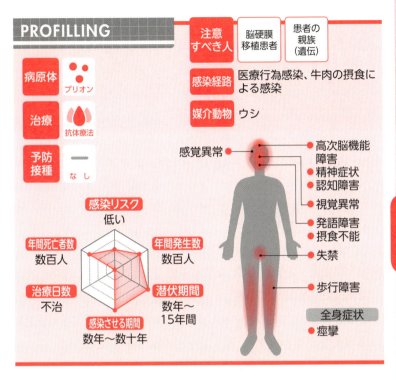

　硬膜や角膜の移植などの医療行為により発症するものです。発病までの潜伏期間は数年～15年という長い期間です。

　その初期の症状は記憶障害、性格の変化、異常行動、妄想などの精神症状、視覚異常が多く、歩行障害、感覚異常も少なくありません。2～4カ月で急速に進行し、認知障害が高度となり、自発的に話すことも大きく減ります。ほかに四肢、顔、全身の痙攣、筋肉の硬直、歩行が不可能になる、食事ができなくなるなど、深刻なものばかりです。発症から5～7カ月で声掛けにも無反応となり、大脳機能が全面的に消失します。約1年半でほとんどの患者は死亡に至ります。なお、クールー病とはパプア・ニューギニアの風土病で、葬儀において死者の脳を食べる風習から孤発性の狂牛病と同様の感染が起こるものです。

[4]動物と接触することで起こる感染症

エルシニア症

ブタ肉が引き起こす食中毒

食中毒タイプと結核に似たタイプ

エルシニア症はまったく症状の異なる「胃腸炎型」と「結核様型」がある珍しい感染症で、欧米をはじめ世界で流行しています。胃腸炎型は、下痢、嘔吐、腹痛などの消化器症状を引き起こし、成人では虫垂炎や関節痛として発症することもあります。

結核様型は乳幼児に多く、一般に重症化しやすく多彩な症状が出ます。胃腸炎型同様の症状に加え、頭痛、唇の紅潮、苺舌（舌が苺のようになる症状）、肺炎による呼吸困難、急性腎不全による乏尿などです。重症度によって異なりますが、治癒は3週間〜1カ月かかります。

胃腸炎型では主に汚染されたブタ肉、ブタのタンの摂食による経口感染が多く、給食、弁当、加工乳、野菜サラダが原因となっています。結核様型では汚染された飲料水が主で、井戸水、谷川、湧き水も危険です。

動物だけでなく水の中にも潜む菌

日本では1972年以降、毎年数十例の報告があります。1980年に沖縄で1051人、1997年には徳島県で66例、食中毒としての胃腸炎型の集団発生がありました。2000年以降は毎年1桁台に留まっており、死者はいません。結核様型も、大きなものでは

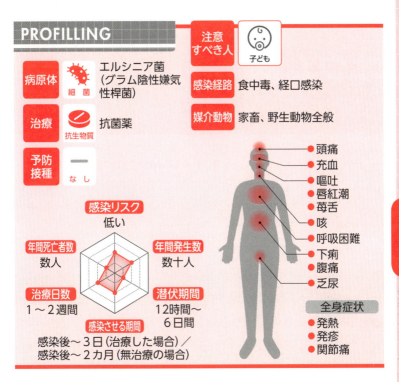

1991年に青森で732人の集団発生があります。夏に多く、2〜3歳の幼児がかかるケースが多数です。

ヒトに感染する病原体はグラム陰性桿菌のエルシニア菌の中の2種で、胃腸炎型は不顕性感染としてブタの10％が保菌。**結核様型は4℃以下でも増殖し、谷川や湧き水、井戸水内にも常在**しています。両型ともブタ以外にイヌ、ネコ、ウサギ、サル、ヤギ、シカ、イノシシ、ペットのモルモットからヒトに感染。結核様型の水系汚染は、野ねずみなどの齧歯類が汚染源のようです。

予防には第2章で紹介したHACCPなど食中毒予防の基本対策に加え、水道水以外は煮沸処理することやペットの糞便の適切な処理をすることも必要です。

[4] 動物と接触することで起こる感染症

オウム病

.... オウム、インコ、ハトなどの鳥類に潜む感染症

オウム、インコ、ハトなどが感染源

　オウム病は1870年にはすでに知られていた病気で、1920年代には欧米でオウムやインコなどの愛玩鳥、あるいはシチメンチョウやガチョウの食肉を介しての流行もありました。1930年にキューバからオウムを持ち帰ろうとした日本人が船内で感染して死亡。1957年には初めて国内で発生しました。1999年から**診断後直ちに保健所への届出が必要な感染症に指定**され、以後、年間数十例の報告があります。2012年以降の患者数は1桁台ですが、報告されていない件数がかなりあると思われます。

　日本では毎年20万羽のトリがペットとして販売されており、300万世帯がトリを飼っています。感染は60％がオウムとインコからで、その3分の1はセキセイインコによるもの。野生を含むハトからは30％弱です。患者は40代女性と男性50～60代に多く、小児は少数です。

　病原体は、細菌に属するオウム病クラミジアで、自身だけでは増殖することはできず、宿主の細胞内で増殖する寄生菌です。

トリとの過度な接触は避けること

　突然の高熱、悪寒、頭痛、全身の倦怠感が初期症状で、やがて血痰が出たり、筋肉痛や関節痛のほか、肝臓や脾臓が腫れる肝脾

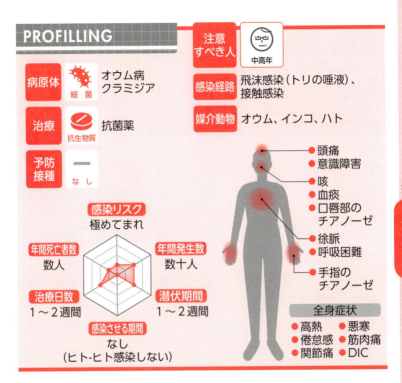

　腫などの病状が起こってきます。治療が遅れて重症化すると、唇や指先が紫色になるチアノーゼを伴う呼吸困難、あるいは意識障害を起こし、血管内で血液が凝固する播種性血管内凝固症候群（DIC）が起こると1週間以内に死亡する可能性があります。

　感染経路の多くは、ストレスや繁殖期で免疫力が落ちたペットのトリから糞便や唾液へ菌体が排出され、それをヒトが吸い込むことによる気道感染です。また口移しでの餌やり、くちばしに突かれての接触感染もあります。感染を避けるには、トリとの過度な接触を避けること。また、ペットのトリは輸入販売のガイドラインを遵守している店から購入すること。ハトからの感染ではクリプトコッカス症が有名ですが、この感染症もあります。

[5]外国へ行ったら注意すべき感染症

マラリア

毎年、世界で2億人以上が感染

カが媒介する、熱帯地方の代表的伝染病

熱帯地方の代表的な病として知られるマラリア、第二次世界大戦前は日本、欧米、ヨーロッパなどの温帯地域ではマラリアの発生がありましたが、1960年代以降はありません。現在はアフリカを中心とする熱帯地方で毎年2億人以上が感染し、約50万〜200万人が死亡しています。海外で感染した日本人の帰国者は年間100〜150人です。

病原体は単細胞のマラリア原虫で、ヒトのほかにサルにも感染する種類が発見されています。原虫はハマダラカの体内で発育と増殖をし、カが人を刺すことで感染を発生させます。1955年にWHOはハマダラカの撲滅と患者への薬投与による根絶を計画しましたが、地球温暖化によるカの繁殖増、貧困や戦争による流行地での活動の難しさ、薬剤耐性を持った原虫の出現などで頓挫しています。

5歳未満の子どもが一番危険！

マラリアは悪寒、全身の倦怠感、頭痛、悪心、食欲不振、筋肉痛、関節痛などの症状が先行することがあり、この病気に特徴的な2日ごと、3日ごとの不規則な発熱が起こる型があります。

5歳未満の小児が重症の貧血や脳症になりやすく、最も死亡率

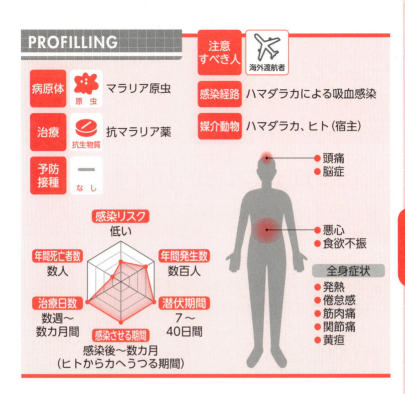

が高くなっています。妊婦は重症化する可能性もありますが、胎児への経胎盤感染はまれで、赤ちゃんは母子免疫により生後数カ月間は守られます。なお、鎌状赤血球症など遺伝性赤血球疾患のある人は感染抵抗性を持っているので感染しにくい体質です。

感染期間は患者の血液中に生殖する原虫がいる期間で、抗マラリア薬が功を奏したあとにまだ2カ月ほど続くこともあります。 特効薬としてはクロロキンが使用され、効かない場合は塩酸キニーネをはじめとする種々の抗マラリア薬を投与します。抗マラリア薬の予防投与をせずに西アフリカなど流行国内に1カ月滞在した場合、約2％が感染します。流行地域ではカに刺されない工夫をすることが大切です。

［5］外国へ行ったら注意すべき感染症

デング熱

.... 最近、日本でも患者が発生している亜熱帯、熱帯の病気

古くから知られる、カが媒介する病

　デング熱は、すでに3世紀の中国で「水毒」として記載がある
古くから知られた病気です。18世紀以降、20世紀半ばまで日本
での流行はなかったのですが、第二次世界大戦後、南アジアから
の帰還兵が持ち帰り、西日本を中心に約20万人が発症しました。
その後は海外感染のみで、毎年200～300人の感染者が帰国。
2014年には数十年ぶりに国内で164人が発症し、東京都新宿区
の代々木公園でデングウイルスを持つカが発見されました。約
10%は卵にも伝染しますが、心配の必要はないと考えられます。

　感染形式はヒト-カ-ヒトで、ネッタイシマカやヒトスジシマカ
が媒介。ヒトからヒトへの感染はありません。病原体はフラビウ
イルスに属するRNAのテングウイルスで、4つある型のどれも
同じ症状を呈します。感染しても8割は無症状の不顕性感染です。
重症化すれば26%が、治療なしでは1～5％が死亡します。

最悪は全身の出血から死に至ることも

　初期症状として悪寒を伴う高熱から、激しい頭痛、筋肉痛、結
膜の充血、咽頭の発赤があります。数日後に発疹が全身に出現し、
同時に皮膚からの点状出血や、口、鼻の粘膜からの出血も起こり
ます。**デングウイルス感染者が治癒後に別の3種の型に再感染し**

206

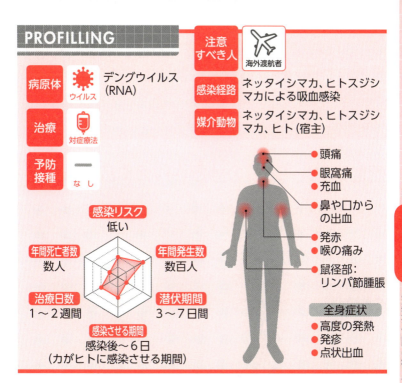

　た場合、全身に出血を来し、重症となる「デング出血熱」を発症することもあります。世界では年間5000万〜1億人がデングウイルスに感染し、25万〜50万人がデング出血熱になっています。ショック状態（デングショック症候群）となると死亡率も高くなりますが、治療で回復すれば後遺症は残りません。

　対策は、何よりカに刺されないこと。中国、台湾を含むアジア、中南米、アフリカ、オーストラリアから帰国後1週間以内に悪寒を伴い、急に下がったり再度上がったりする高熱が出たら、病院を受診しましょう。ただ、日本では2014年以降の発生の報告はないので、過度な心配は不要です。

[5] 外国へ行ったら注意すべき感染症

エボラ出血熱

致死率最恐の凶暴ウイルス

死亡率50〜90％の凶悪さゆえに広がらない

1976年にスーダン南部の綿工場で働いていた男性が最初の感染者として知られています。やがて彼の家族へ、さらに院内感染から284人が発症しました。ほぼ時を同じくしてザイール（現コンゴ民主共和国）北部の病院で、たった１名の感染者から、院内感染で318人もの患者が発生。死亡率は前者が53％、後者が88％にもなりました。その後コートジボワール、ガボン、ウガンダ、リベリア、ギニア、シエラレオネなどサハラ以南のアフリカで現在までに30回以上の流行があり、１万人強が死亡。致死率があまりに高く、感染者が多くの人に接する前に死亡するため、広い拡散は起こりません。この地域以外の感染者は、流行地で感染して帰国後に発症したイギリスとアメリカの数名のみです。

病原体の宿主はオオコウモリで、５種類のエボラウイルスがサルに感染することがわかっています。ヒトへの感染はチンパンジーからのみ確認されています。感染すると病名のとおり、皮膚、歯茎、消化器、肛門と、体のあちこちで出血が起きます。血圧が下がり、意識障害、多臓器不全となり、50〜90％という極めて高い率で死に至ります。

感染経路は、血液、唾液、涙、下痢便、吐瀉物、精液などの患者の体液のほか、注射器等の医療機器などを介した傷や粘膜を通じての接触感染、あるいは唾液からの飛沫感染です。**遺体からも**

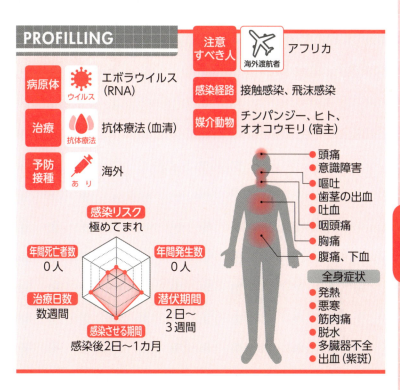

感染する可能性があり、とくに血液は危険です。注射器の針刺し事故では感染率が100％になっています。

エボラはワクチンがすでに存在している

　特効薬はありませんが、度重なる流行があったため、世界中の研究機関・製薬会社が、それぞれワクチンを開発しており、ある程度の有効性は確認されています。アフリカの該当地域へ行った場合には、野生動物には触れず、洞窟には入らないこと。他人の飛沫や体液に触れないよう注意してください。ウイルスは地中で生き延びるので、地面には直接触れないなどの注意も必要です。

[5]外国へ行ったら注意すべき感染症

ジカウイルス感染症

軽症だが妊婦は注意

リオ・オリンピック時に流行した南半球の病

　ジカウイルスは古くからあった風土病ですが、一躍注目を集めたのは、2016年のリオ・オリンピックでした。その1年前から始まったブラジルでの流行で妊婦たちが感染し、大脳が萎縮する小頭症の赤ちゃんが2300人以上も生まれ、オリンピック参加を取りやめる女性アスリートが出ました。女性の観戦にも注意喚起がなされました。

　ジカウイルス感染症は南北アメリカ、アフリカ、アジア、太平洋地域に広く流行し、2007年にミクロネシアで、2013年にはポリネシアで約1万人の発症がありました。日本では2017年までに海外からの帰国者に年間2例前後、これまで計16人の報告があります。

　病原体は1947年にアフリカ、ウガンダのジカ森でアカゲザルから発見されたRNAのジカウイルスです。熱帯・亜熱帯地方に住むネッタイシマカが媒介します。また、性交で男女双方向へ感染しますが、日本への定着は現在確認されていません。輸血、血液製剤、臓器移植などの医療現場での感染もあります。

胎児が「小頭症児」になるリスクあり

　不顕性感染が80%で、発症してもほとんどの症状は軽症です。

210

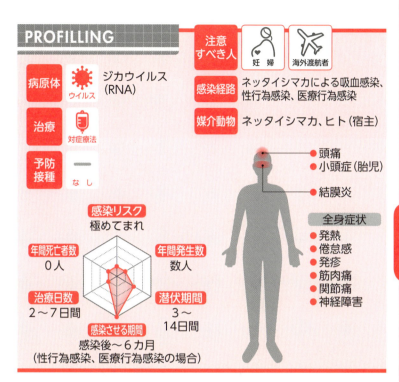

　2〜7日間で自然に治癒します。免疫低下のある人は死亡したり、死産、流産を起こしたりするケースもありますが、極めてまれです。

　怖いのは胎児への感染で、5〜15％に奇形などの障害が出ます。発症頻度は不明ですが、大脳が萎縮して精神発達障害の残る小頭症となります。有効な薬もなく、発熱、痛みへの対症療法をするしかありません。

　今後妊娠する可能性のある女性や小児、基礎疾患のある人は感染地域で蚊に刺されないようとくに注意が必要です。流行地への妊婦の渡航は避け、旅行中は性交を控えるかコンドームの使用など性行為感染予防策を講じることが必要です。

[５] 外国へ行ったら注意すべき感染症

オンコセルカ症
（回旋糸状虫感染症）
……………………………… 大村博士の功績がノーベル賞の評価に

ブユがもたらす「失明」の原因となる病

「オンコ」は河川、「セルカ」は盲目の意。中央〜西アフリカと中南米に生息するブユ（黒蝿）が媒介する寄生虫のフィラリアによる感染症です。ブユは日本にも多く生息するハエに似た昆虫です。病原体はフィラリアの一種である回旋糸状虫で、ヒトの頭、首、体幹、肘などの皮下に寄生します。回旋糸状虫感染症とも呼ばれます。

この病気が日本で知られるようになったのは、2015年に「イベルメクチン」という薬を開発した大村智博士が、感染症分野で日本初のノーベル医学・生理学賞を受賞したことによります。

オンコセルカ症は皮膚と目に主な症状が出ます。とくに体内で産生された孵化幼虫のミクロフィラリアが眼内に侵入すると、視力障害から最悪、失明に至ります。大村博士の開発した薬は、4000万人の患者に投与され、60万人もの失明の危機を救ったほか、現在も寄生虫駆除薬として世界で３億人が服用しています。

感染リスクは極めて小さい

観光地のような一般人が行く場所には、感染症をもったブユは少ないため、旅行での感染リスクは低く、流行する可能性がある地域の河川周辺に居住することがなければ、ほとんど心配する必

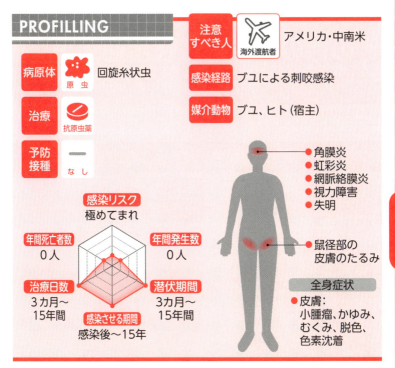

要もないでしょう。

しかし、アフリカや中南米に仕事などで長期滞在する人は注意が必要です。メスのブユが感染者の血を吸ったときに幼虫のミクロフィラリアがブユにうつり、そのブユが別の人を刺したときに幼虫がうつって感染が成立します。ただ、1回刺されただけでは感染する可能性は低く、何回も刺されるとリスクが高まります。

予防対策としては、可能なら河川周辺に居住することは避け、皮膚への防虫剤塗布や、ブユに刺されないような服装を心がけること。また、感染リスクが高い状況にあるようなら、医師と相談のうえ、イベルメクチンの年1～2回の予防的経口服用も考えましょう。

[5]外国へ行ったら注意すべき感染症

その他のウイルス性出血熱 一覧

世界にはまだまだいろいろな感染症がある

クリミア・コンゴ出血熱

病原体	ウイルス	クリミア・コンゴ出血ウイルス（RNA）	
治療	対症療法		
予防接種	なし		
感染経路	接触感染、ダニによる刺咬感染		
媒介動物	ダニ、ヒツジなど哺乳動物（宿主）		
予防	防具を着用して、動物への接触やダニを避ける		

注意すべき人：海外渡航者　アメリカ・ヨーロッパ・アジア大陸

感染リスク 極めてまれ
年間死亡者数 0人
年間発生数 0人
治療日数 数週間〜1カ月以上
潜伏期間 2〜10日間
感染させる期間 なし（ヒト-ヒト感染しない）

マールブルグ出血熱

病原体	ウイルス	マールブルグウイルス（RNA）	
治療	対症療法		
予防接種	なし		
感染経路	（ヒトとの）接触感染		
媒介動物	ヒト、オオコウモリ（宿主）		
予防	洞窟内や鉱洞ではオオコウモリを避ける		

注意すべき人：海外渡航者　アフリカ

感染リスク 極めてまれ
年間死亡者数 0人
年間発生数 0人
治療日数 数週間〜1カ月以上
潜伏期間 3〜10日間
感染させる期間 感染後〜数週

ここまで述べてきた感染症のほかにも、世界には限られた地域にだけ存在する感染症などがあり、その多くは動物が媒介するウイルス感染症です。以下、それらの感染症の代表的なものを表にまとめました。詳細は国立感染症研究所のホームページなどの情報を確認するといいでしょう。

ラッサ熱

病原体	ウイルス	ラッサウイルス (RNA)
治療	対症療法	
予防接種	なし	
感染経路	接触感染、経気道感染	
媒介動物	マストミス（げっ歯類の一種）(宿主)	
予防	マストミスを避ける、マストミス生息地の埃を吸わないようにする、掃除機の使用を避ける、マストミスがいる周辺の消毒	

注意すべき人：海外渡航者　アフリカ

感染リスク：極めてまれ

- 年間死亡者数：0人
- 年間発生数：0人
- 治療日数：数週間〜1カ月以上
- 潜伏期間：5〜21日間
- 感染させる期間：感染後〜数週間

ウエストナイル熱

病原体	ウイルス	ウエストナイルウイルス (RNA)
治療	対症療法	
予防接種	なし	
感染経路	カの吸血感染、医療行為感染、母子感染（母乳、経胎盤）	
媒介動物	カ、トリ（宿主）	
予防	カを避ける	

注意すべき人：海外渡航者　アフリカ

感染リスク：極めてまれ

- 年間死亡者数：0人
- 年間発生数：0人
- 治療日数：数週間〜1カ月以上
- 潜伏期間：2〜14日間
- 感染させる期間：感染後〜数週（母子感染、医療行為感染）

[6] 野外活動で感染する感染症

破傷風

.... 野外での深い刺し傷に注意！　大至急消毒を

北里柴三郎が治療の第一歩を切り拓いた病

破傷風は紀元前16世紀のエジプトですでに病気についての記述があり、古代ギリシャの医聖ヒポクラテスも、外傷に関連する病として書物に記しています。日本でも古くから知られ、江戸時代の発明家・平賀源内は、獄中で破傷風により死亡したとされています。

世界では発展途上国を中心に毎年数十万人が破傷風で死亡。その大多数は乳幼児で、とくに新生児の臍帯（さいたい）を切断する際に用いる竹ベラによる汚染が大きな原因でした。予防接種の普及で先進国の発症は少なく、日本での発症は年間100人前後ですが、それでも数十人が死亡しています。

病原菌はグラム陽性嫌気性桿菌の破傷風菌で、深い刺し傷に菌で汚染された土や埃がついて感染します。ウシ、ウマなどの動物の糞に菌は多く、土壌の30 ～ 70％から芽胞（がほう）（防御態勢をとり休眠状態になった菌）が検出されます。

確率として一般外傷の２％に破傷風菌が残るとされ、木片、竹片、砂利などが傷口の深くに残ると菌は増殖します。**ちなみに毒素発見と抗体となる抗毒素の作成は北里柴三郎の功績であり、後の血清療法への道を開きました。**血清療法は人の血液から取り出した抗体を別の人に投与する治療法で、感染症のほかヘビなどの毒を無毒化する治療の目的でも使用されます。

216

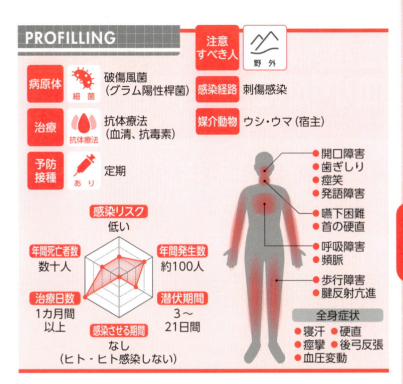

破傷風にかからないための応急処置

　破傷風の症状は4期に分かれ、1期では毒により、口が開けにくくなり、首筋が張る、寝汗、歯ぎしりなどの症状が1〜2日間出ます。2期では開口障害が強まって筋の痙攣により笑ったように見える痙笑、発語障害、呼吸障害、歩行障害。3期では全身の硬直、体の反り返り、呼吸困難が強まれば窒息死の可能性もあります。4期で痙攣は治まります。死亡率は小児で50％、成人で15〜60％、新生児では80〜90％と高くなっています。野外で古釘、木片が深く刺さったり動物に咬まれたりしたら、早めに傷口を大きく開いてブラシで擦りながら水道の流水で砂や泥を洗い流し、消毒します。深い傷なら外科で処置してもらうことです。

[6] 野外活動で感染する感染症

重症熱血性血小板減少症候群
……………………………… 庭にもいるかもしれないマダニに注意！

高齢者に多く、死亡数も少なくない

2011年に中国で発見され、日本でも2012年に国内感染が報告されたマダニが媒介する全身疾患です。2020年までに498例の報告があり、死亡者は70人となっています。

病原体はマダニの体内にいるフレボウイルス属のRNAウイルスであり、病名そのものになっている重症熱血性血小板減少症候群（SFTS）ウイルスによります。マダニは山の中のほか、都会の公園や畑、家の庭にも生息し、春から秋まで活動しています。ただ、感染者の平均年齢は75歳と高齢者が多く、農地、林、藪など媒介動物がいて、しかもダニに刺されやすい環境下での作業従事者が多くなっています。マダニが媒介する感染症には、リケッチア属による日本紅斑熱やクリミア・コンゴ出血熱もあります。

発症は発熱や頭痛に始まり、腹痛、嘔吐、下痢などの消化器症状へ移動します。1週間後くらいから失語、意識障害、呼吸障害、心筋障害が現れ、さらに1週間後に多臓器不全、血管内で血液が凝固する幡種性血管内凝固症候群（DIC）となり、全身での出血からショック状態に陥ります。死亡率は6〜30％です。

とにかくダニに注意

重症熱血性血小板減少症候群はマダニに刺されてウイルスが体

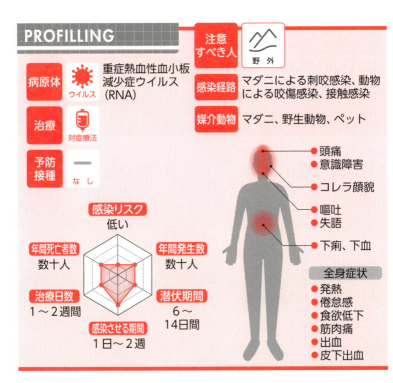

内に入るベクター媒介感染（46ページ参照）で、潜伏期は6〜14日間。媒介動物は哺乳動物でシカ、イノシシなどです。ペットのイヌやネコもダニから感染しますので、感染したペットに咬まれたり、体液へ触れたりすることからの感染もあります。患者の血液や尿、咽頭や気管からの分泌液などの体液への接触感染もあります。有効な抗ウイルス薬もワクチンもないため、とにかくダニ対策をすることに尽きます。野外活動後は、小さな赤いダニの刺咬跡がないか、全身を目で観察して調べてください。ダニが肌を刺しているのに気づいても、引き抜こうとすると頭から先が皮膚内に残って化膿します。ダニに手をつけずにそのまま皮膚科を受診しましょう。

［6］野外活動で感染する感染症

咽頭結膜熱

·· 「プール熱」と言われる目の病

目が真っ赤になる子どもの感染症

　子どもが初夏から８月にかけてプールで感染することから、「プール熱」として知られている病気です。目が真っ赤になることで有名で、医学的には咽頭結膜熱と呼びます。

　感染者は５歳以下が多くその６割を占めますが、感染力が強く、かつてはよく小学校で流行していました。現在、プールでの感染は塩素消毒の徹底で減っていますが、その一方でそこまで消毒が徹底されないせいか、家庭のビニールプールでの幼児の感染が増えています。

　病原体はDNAアデノウイルスです。アデノウイルスは乳幼児の咽頭内に潜み、急性気道感染症の１割を占めますが、そこから広がって急性の角結膜炎、扁桃炎、肺炎、胃腸炎、虫垂炎、膀胱炎など多岐にわたる感染症を引き起こします。38 ～ 39℃の発熱に始まり、充血などの目の症状へ。これが１週間続くこともあります。学校保健安全法でも指定伝染病となっています。

ビニールプールにためた水に注意

　プールの水から目の上下まぶたの裏にある結膜にウイルスが直接うつることが主な感染経路ですが、咳やくしゃみの飛沫感染、鼻汁、唾液や咽頭液、便を介しての接触感染もあります。潜伏期

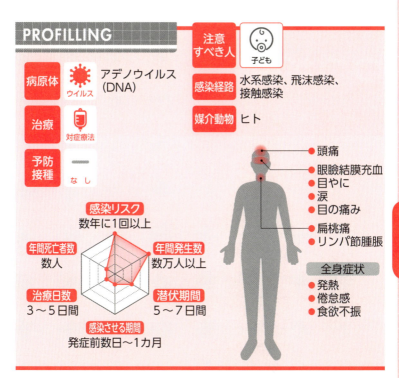

はふつう5～7日間、長いと2～14日間となることも。**水中だけでなくシーツやタオルには長く生存し、保菌者となった患者の便からは1カ月間も検出されることがあります。**

　アデノウイルスに抗ウイルス薬やワクチンはなく、逆性石鹸（殺菌効果のある界面活性剤）や通常の消毒用エタノールにも強い耐性を持っています。予防としては家庭用プールに使用する水を塩素消毒したほうがいいのは当然ですが、家庭でそこまでするのは難しいでしょう。ビニールプールに長い間水をためておかないことが第一です。あとはプール利用の前後によく目を開いて、水道水でまぶたの結膜を洗浄することである程度予防できます。目などを拭いたタオルの共用は避けてください。

[6] 野外活動で感染する感染症

つつが虫病

……… 毎年、日本で数百人が発症し、数人が亡くなっている風土病

ダニの体中にいる細菌が感染源

　つつが虫病は、世界ではアジア、極東ロシア、オーストラリア北部に発生し、日本では山形県、秋田県、新潟県で夏の河川敷に発生する地域独特の風土病でした。しかし、近年、媒介動物であるツツガムシの新種の生息範囲が広がり、日本全国で感染が流行するようになりました。2000年以降は毎年400〜500人の発症と数人の死者が出るようになっています。発症者は農林業や野外作業に従事する中高年が多くなっています。

　ツツガムシとはダニの一種で、そのうちの0.1〜3％が保有するツツガムシ・リケッチアという細菌が病原体です。発症すると高熱が出て、倦怠感、頭痛を伴い、数日して顔から全身に発疹が出ます。発疹は赤い数ミリの丘疹で、出血することもあります。体をよく観察すると刺し口と呼ばれるダニの吸着部位が見つかります。初期の発疹は大きさ数ミリで黒っぽく、周りは赤くて水疱状で、やがて潰瘍状、膿疱状、さらにかさぶた状の痂皮へと変化します。

発症したと思ったら刺し口がないか調べる

　ツツガムシ・リケッチアの吸着時間は1〜2日間、ツツガムシ・リケッチアの体内への移行には6時間以上かかります。**刺さ**

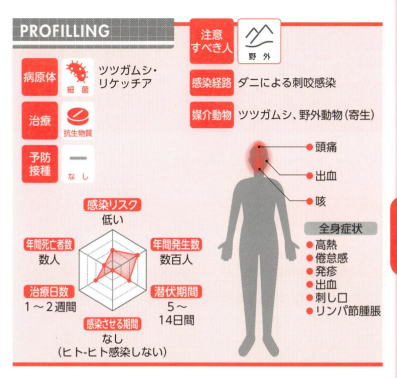

れても痛み、かゆみをほとんど感じないために気づくのは難しく、1〜2週間の潜伏期間を経て発症します。

　秋から春にかけて野外作業などをして頭痛、だるさ、発熱、そして発疹が出たら、刺し口が体にないか調べます。下肢、胸部、腹部、陰部がよく刺される場所ですが、あればすぐに病院を受診しましょう。

　なおリケッチアは乾燥、熱に弱く、ダニが媒介するので輸血などの医療行為以外ではヒトからヒトへの感染はしません。**有毒ツツガムシは北海道を除く全国で確認されていますが、常在する地域は、保健所や自治体でも調べられます。**そうした地域にはできるだけ立ち入らないことも対策の一つです。

[7]目、鼻、口、皮膚に症状が出る感染症

流行性角結膜炎

···················· 夏、子どもに集団発生しやすい病気

たびたび集団感染が問題に

　全世界で流行している感染症で、日本では7～8月の夏がピーク。散発的な発生と、学校や職場での集団感染がたびたび問題となります。220ページで述べた「プール熱」咽頭結膜熱と同様に、風邪の原因でもあるアデノウイルスが引き起こす感染症ですが、「プール熱」とも言われる咽頭結膜熱が発熱を伴うのに対し、こちらはほぼ目の症状に限られます。なお流行性角結膜炎に感染すると、同じ型のアデノウイルスに対しても免疫ができます。

　感染は片目から両目へと広がり、充血、目やに（眼脂）、まぶたの腫れ（浮腫）などが起こります。まぶたの裏にある結膜が充血し、小さなつぶつぶの隆起（濾胞）ができます。耳の前のリンパ節腫脹と圧痛もあり、幼児では軽度の発熱、頭痛、食欲不振を伴います。

　これら「角結膜炎」の症状は3週間くらいで治まります。しかし角膜混濁まで発症すると、多くは半年くらいで消失するものの、数％はそれ以上の長期にわたり、最悪、視力障害も起こり得ます。また、細菌による混合感染が起こると角膜に潰瘍ができ、穴が空くこともあります。そうなると視力が大幅に低下します。

224

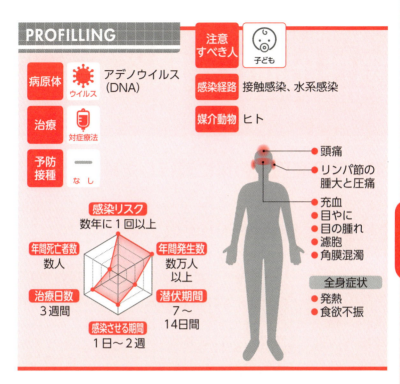

プールや温泉施設などでは注意

　患者の涙や目やにがプールなどの水に混入し、その水に触れた手で目を触ると感染が起こり得ます。また、汚染されたタオルなど身の回りのものに触れての接触感染もあります。

　かつて学校健診などで多数の児童の皮膚に触れた眼科医が指から接触感染が発生したことから、現在は子ども自身に指であかんべーをさせています。有効な抗ウイルス薬はなく、消毒剤への抵抗性も強いため、**プールや公衆浴場でうつることもある**と頭に入れておくことが大切です。タオルや洗面具はなるべく各自専用にし、手洗いはこまめに、一緒にプールに行く友だちの目が赤くなっていないかにも注意しましょう。

[7]目、鼻、口、皮膚に症状が出る感染症

急性出血性結膜炎

························ 別名アポロ病の"はやり目"

アポロ月面到達の年に流行した感染症

　アポロ11号が月面着陸に成功した1969年、ガーナで未知の結膜炎が突然、大流行。瞬く間に全世界に広がり、アポロ病と呼ばれるようになりました。

　同年、アジアのジャワ島でもまったく同じ症状の結膜炎が流行。後にガーナ発祥のウイルスとは別ものと判明しましたが、同じ病名がついています。ガーナ発祥型は1985年以降、ほとんど見られなくなりましたが、ジャワ発症型はアジアを中心に大小の流行を繰り返し、日本でも2011年に沖縄で5 ～ 14歳の4094人が発症。ただしそれ以降は散発的になっています。

　病原体は、ガーナ型はエンテロウイルス70型、ジャワ型がコクサッキー A24変異型です。このウイルスは33 ～ 34℃で増殖するので、腸内では温度が高すぎますが、結膜では感染します。なぜ結膜に激しい出血を起こすかは不明です。

ウサギのように目が血で真っ赤になる症状

　発症すると突然、目の表の前眼部が強く痛み出し、ごろごろする異物が入った感じの異物感、光をまぶしく感じる羞明が現れ、涙の量が増えて流涙し、まぶた内側の眼瞼結膜からの分泌物が増えます。1 ～ 2日して多くは両目、白目部分の眼球結膜と眼瞼結

226

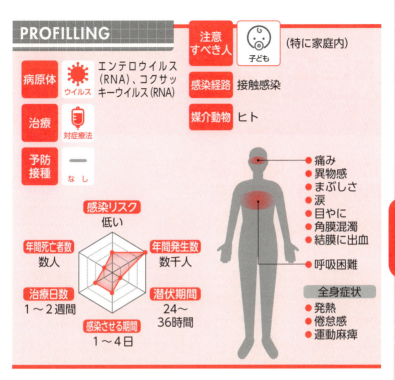

膜が充血し、眼球結膜下にべったりとした出血が現れます。ひどくなると点状の白い混濁が現れ、眼瞼結膜に小さな水疱状の濾胞が出ることも。**ただ失明が心配になるような見た目の恐ろしい症状のわりには1～2週間で治り、視力障害などを残すこともありません。**

目からの分泌液で汚染された手指や目を拭った布を介しての感染が考えられ、熱帯地方ではハエや他の昆虫が汚染物から感染を媒介することもあります。感染予防には、目を擦らないこと、石鹸による手洗いをすること、目薬を共同で使用しないこと、ハンカチ・手ぬぐい・タオルを共用しないことです。

[7]目、鼻、口、皮膚に症状が出る感染症

口唇ヘルペス

……………… やっかいな「よくある」感染症。何度も発症することも

幼少期から体内に潜み続け、再発を繰り返す病気

「単純ヘルペスウイルス」による水疱が主に口唇に出現する感染症です。単純疱疹とも呼びます。

小児期に家族から感染することが多く、2～6歳の無症状の小児にも17%でウイルスが検出されます。欧米の調査では、生涯の感染率は20～45%で、男女とも30%は2回以上発症します。小児期の初感染では不顕性感染が多いですが、低年齢では歯肉口内炎、角結膜炎、湿疹、脳炎、さまざまな組織・器官が冒される全身感染症などが症状として現れ、成人でも初感染では重症化しやすい傾向があります。

初感染の歯肉口内炎が治っても不顕性の持続潜伏感染が続き、体調が悪いと再発します。再発の引き金は外傷、発熱、日焼け、ストレスなどですが、とくに唇の周りに水疱ができる症状は「風邪・熱の華」と呼ばれます。

病原体はDNA単純ヘルペスウイルス1型で、初感染後に尾骨周辺の仙髄神経節に潜伏します。潜んだウイルスが活発化すると再発します。なお、272ページで紹介する性器ヘルペスを起こすのは、単純ヘルペスウイルスの2型です

228

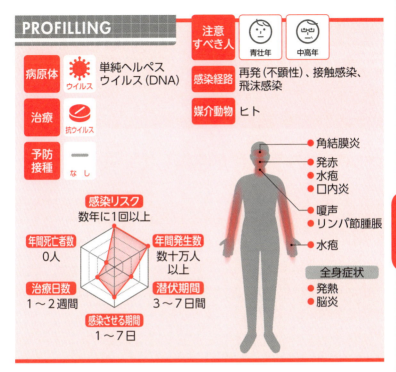

抗ウイルス薬で完全に治療もできる

　口唇ヘルペスは、病変部に触れたり、キスしたりして他人に感染します。ほかにタオルや食器などを介しての接触感染や飛沫感染もあります。とくにアトピー性皮膚炎で皮膚バリアー機能が低下していると感染しやすく、もともとのかゆみを掻いて広げることがありますので注意が必要です。

　ふだんからバランスよい食事、十分な睡眠をとったうえで、適度な運動を心がけ、日常のストレスを避ける、あるいはうまく発散することで、発症を避けることができます。しかし発症した場合には有効な抗ウイルス薬もあり、とりあえず症状は治るので早めの治療が望ましいでしょう。

［7］目、鼻、口、皮膚に症状が出る感染症

手足口病

················· ほとんど全員が子ども時代にかかる感染症

たいていの子どもが感染している病気

　手足口病の病原体はコクサッキーウイルスA16型、A6型、エンテロウイルス71型が主流です。世界中で流行があり、日本でも初夏から初秋に小児が感染します。感染率は1～2歳が60％、5歳未満まで含めると90％近くになります。

　感染者数は例年10万人弱ですが、2011年、2013年、2015年には患者報告数30万人以上の大きな流行がありました。

　症状は発疹と軽度発熱のみで、2～3日で自然に治ります。発疹は直径2～3㎜の周囲が赤いかゆみを伴う水疱性発疹で、頬、歯肉頬側の面、舌側面、口唇部に出現します。小さな潰瘍を生じることもあります。発疹は病名どおり手、足、口を中心に臀部まで広がり、7～10日続いて消えます。数週間後に爪が脱落することもあります。

　ごく一部に髄膜炎を発症し、元気がない、高熱、頭痛、嘔吐などの症状を示します。脳炎も疑われますので、目が宙をさまよう、呼びかけへの反応が悪い、呼吸が苦しそう、尿が出なくなった、ぐったりするなどの症状が現れたらすぐに医療機関を受診すべきです。

230

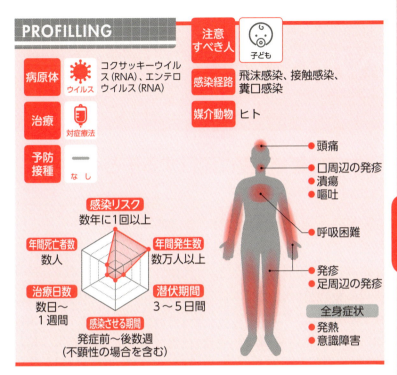

感染対策の基本を守る

　感染経路は飛沫感染、接触感染のほか、感染者の排泄物や手から二次感染が起こる糞口感染です。潜伏期は3～5日間で、治癒後症状が消えてからも便からウイルスの排出が続きます。不顕性感染でも免疫ができますが、発症者でも免疫力の持続期間は不明です。ウイルスの型が異なれば2回以上感染します。

　抗ウイルス薬はなく、対症療法しか手だてはありません。予防には飛沫、接触、経口感染に対する基本（90、92ページ参照）を守り、手洗い、便の処理やおむつ交換時の手袋使用と廃棄を徹底します。さらにタオルやハンカチの共用を避け、玩具を含む環境の消毒なども徹底しましょう。

[7] 目、鼻、口、皮膚に症状が出る感染症

ヘルパンギーナ

……………………………… ずっと「夏風邪」と言われてきた感染症

日本では毎年、夏に流行する子どもの病気

　ヘルパンギーナとは「ヘルペス（水疱）」と「喉の炎症（アンギーナ）」を組み合わせた病名。熱と発疹の出る小児期の感染症で手足口病とよく似ています。

　日本で「夏風邪」と呼んでいたのは、この病です。7月をピークに初夏から初秋に西日本から東日本へと流行し、感染は1〜2歳で一番多く、5歳以下が9割を占めます。感染症サーベイランス（50ページ参照）の定点患者報告数では、毎年10万〜20万人が感染していると推定されます。病原体はRNAのコクサッキーA型ウイルスですが、コクサッキーB型やエコーウイルスの感染でも同じ症状になります。

　症状は急な38〜40℃の高熱と咽頭痛、嘔吐、頭痛に加え、四肢の痛みを伴うこともあります。続いて咽頭の発赤と1〜5mmの小水疱が主に上あごの粘膜に出現します。熱は1〜3日間、粘膜の発疹はやや長引きますが数日で自然に治ります。

　多くは軽症ですが、妊婦が妊娠後期に感染すると早産のリスクがあります。また、新生児では髄膜炎、心筋炎を合併することもあるので注意が必要です。免疫が低下している場合、まれに大人もかかることがあります。

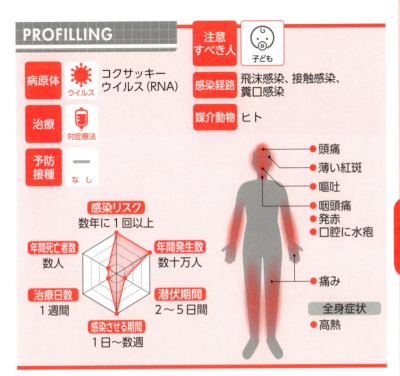

口の中に発疹ができたら要注意

　感染経路は鼻、喉の分泌液による飛沫感染、接触感染のほか、感染者の排泄物や手から二次感染が起こる糞口感染です。潜伏期間は2〜5日間で、感染力は急性期が最も強く、回復後も数週間は便にウイルスが排出されます。

　有効な抗ウイルス薬はなく、ワクチンはまだ開発中。治療は対症療法で、発熱や頭痛には解熱剤を経口投与し、脱水があれば水分とナトリウムなどの電解質補給のため経口で補液を行ないます。子どもに発熱があり、不機嫌、食べ物を食べない、哺乳障害があったらこの病気を疑い、口腔内に水疱性の発疹がないか観察してください。あれば病院等にあらかじめ電話をし、受診しましょう。

[7] 目、鼻、口、皮膚に症状が出る感染症

伝染性紅斑

································· ほっぺが赤くなる、いわゆるリンゴ病

リンゴ型の発疹ができる病気

　軽度の発熱、頭痛、倦怠感が治まった数日後、両頬に盛り上がった赤い発疹が出ます。頬がリンゴのように赤く腫れ、その見た目から「リンゴ病」と呼ばれるようになりました。

　日本では1976 ～ 77年に流行したあと、**ほぼ5年ごとに1から7月にかけて流行**が見られます。**近年は増加傾向**で2018年は1921人となっています。5 ～ 9歳の感染が多く、25％は不顕性感染です。妊婦が妊娠4 ～ 6週目の前期に感染すると2割の確率で胎児感染が起こることが知られ、流産したり、4％は胎児水腫になりますが、3割はそのまま自然に軽快します。胎児治療もあり、生まれた赤ちゃんに異常のあることは少なくなっています。

　病原体は、風疹ウイルスの異形と考えられていたのですが、1983年にDNA型のヒトパルボウイルスB19と判明しました。軽症が多いのですが、まれに顔だけでなく、全身にレース様の発疹が広がり、脳、血液、心臓、肝臓、腎臓などに合併症が起こることもあるので注意が必要です。

予防困難なのでせめて患者と接触を避ける

　リンゴ病の感染経路は飛沫感染、接触感染ですが、不顕性感染中の人から採取された血液の輸血による場合もあります。ウイル

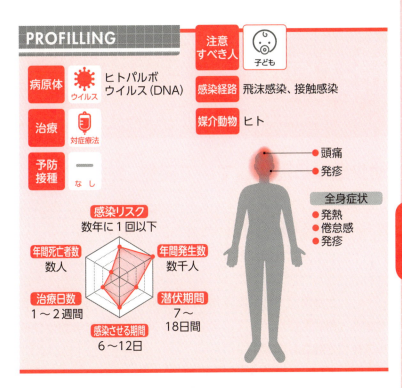

　スは、発疹出現前に咽頭、尿、便中に存在します。潜伏期は7〜9日間、確実に気づく頬の発疹が出現するまでは18日間です。

　感染力は感染後6〜12日間のウイルス増殖期が最も強く、発疹出現時にはウイルスは消失しています。ただ、免疫疾患の人ではウイルス排出が発症後1カ月続くこともあります。

　ワクチンは開発中で、認可されているものがありません。感染期間が発症前にも及ぶ可能性があるため、家族内、幼稚園、保育園、学校での伝播予防は困難です。患者との接触に注意しましょう。なお、一度かかれば終生免疫ができます。

[7] 目、鼻、口、皮膚に症状が出る感染症

帯状疱疹

································· 誰もが一度はかかっている身近な感染症

幼少期から潜伏していて突然、発症

つづらご、はくじゃ、ひっつらご、おびくさ、たすき、けさがけ、へびたんなどなど。日本中にさまざまな呼び名がある帯状疱疹。かかった人は身近に1人や2人はいるでしょう。帯状疱疹は、英語で「ヘルペス・ヅォスター」と言うので、ヘルペスウイルスが原因だと勘違いされやすいですが、実際はみずぼうそうを起こす**水痘・帯状疱疹ウイルス（水痘ウイルス）と呼ばれる別のウイルスが引き起こします**。

水痘ウイルスは、日本人の9割が保有しています。というのも、小児期に水痘に感染し、治癒するとウイルスは脊髄の背中側の後根にある神経節に潜伏するのです。

ストレスなどで免疫力が低下すると、潜んでいたウイルスが再活発化し、神経節から知覚神経に、さらには脳神経に症状を起こします。発症は50〜70代が7割と多いのですが、20代、30代の若い人でも、過労やストレスで免疫力が落ちると発症します。病気や投薬で免疫力が低下している人、小児では悪性腫瘍患者が罹患しやすく、症状の軽重は患者の抵抗力によります。

成人は予防接種をもう一度

みずぼうそう自体は減ったものの、帯状疱疹は増えたとも言わ

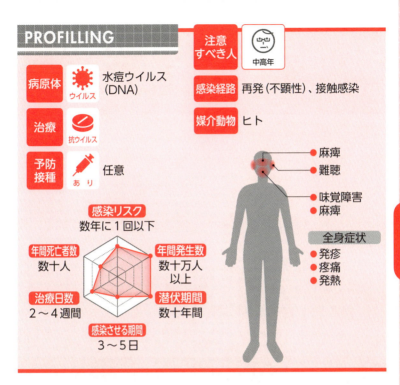

れています。発症は自分自身の体に潜んでいたウイルスの再活発化ですが、患者から他者に水痘・帯状疱疹ウイルスが感染することもあります。

症状は脊髄の後根から出る知覚神経に沿って、その領域の皮膚にチクチクする痛みが出ます。数日後に虫に刺されたような赤い発疹が出現すると同時に痛みは強まり、眠れないほど激しくもなります。発疹は水ぶくれとなり、数日すると破れて爛れ、かさぶたとなって治癒します。高齢者では重症化して脳に影響し、まぶたや口の麻痺、味覚障害、難聴など、全身の状態悪化で入院が必要になることもあり、脳卒中の発症率が高まります。**50歳以上の人に予防として自費による生ワクチンの接種が推奨されています。** 2018年には不活化ワクチン（55ページ参照）も開発されました。

[7]目、鼻、口、皮膚に症状が出る感染症

その他の皮膚感染症 一覧

.... 俗称があるほど日常おなじみの感染症

　身の回りやヒトの体に潜む病源体による主に皮膚の感染症は、全身に感染が広がることもあります。細菌感染では俗に「とびひ」と呼ばれる水疱、膿や痂が出る水疱性膿痂疹、やはり「とびひ」と呼ばれる痂がメインの痂皮性膿痂疹、俗に「おでき、せつ、よう」と呼ばれる毛穴の毛根周辺の感染で発疹や膿、かゆみ、軽い痛みの出る毛包炎があります。

　ウイルス感染では俗に「水いぼ」と呼ばれる伝染性軟属腫、真菌感染では俗に「みずむし、たむし」と呼ばれる糸状菌症と、「鵞口瘡」と呼ばれる口内感染と膣でのカンジダ症があります。昆虫では主に頭で感染するシラミ寄生虫症がよく知られています。

水疱性膿痂疹

病原体	細菌	黄色ブドウ球菌
治療	抗生物質	軟膏・経口薬
予防接種	なし	
感染経路	掻き傷、切り傷に菌が入る接触感染	
媒介動物	なし	
予防	鼻に指を入れない、虫刺されやあせもを掻かない	

注意すべき人：子ども

感染リスク
数年に1回以上

年間死亡者数
数人

年間発生数
数十万人以上

治療日数
1〜2週間

潜伏期間
2〜10日間

感染させる期間
1〜7日

痂皮性膿痂疹

病原体 	A群溶血性連鎖球菌
治療	軟膏・経口薬
予防接種	なし
感染経路	掻き傷に菌が入る接触感染
媒介動物	なし
予防	手洗いの励行、患部のガーゼによる保護

注意すべき人: 青壮年、中高年

- 感染リスク: 数年に1回以上
- 年間発生数: 数十万人以上
- 潜伏期間: 2～10日間
- 感染させる期間: 1～7日
- 治療日数: 1～2週間
- 年間死亡者数: 数人

毛包炎（毛嚢炎）

病原体 	黄色ブドウ球菌、緑膿菌
治療	軟膏・経口薬
予防接種	なし
感染経路	掻き傷、ひげ剃り傷から菌が入る接触感染
媒介動物	なし
予防	温泉のジェットバスで感染、入浴順や浴槽の清掃に注意

注意すべき人: 青壮年、中高年

- 感染リスク: 数年に1回以上
- 年間発生数: 数十万人以上
- 潜伏期間: 1～5日
- 感染させる期間: 1日～10日
- 治療日数: 1～2週間
- 年間死亡者数: 0人

[7] 目、鼻、口、皮膚に症状が出る感染症

伝染性軟属腫

| 病原体 | ウイルス | 伝染性軟属腫ウイルス |

| 治療 | なし | 治療する場合は、レーザー、凍結、腐食剤 |

| 予防接種 | なし | |

| 感染経路 | 接触感染 | |

| 媒介動物 | なし | |

| 予防 | タオルの共用を避ける、イボのある肌に触れない、掻かない | |

注意すべき人 子ども

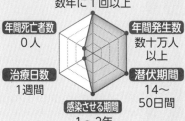

- 感染リスク: 数年に1回以上
- 年間死亡者数: 0人
- 年間発生数: 数十万人以上
- 治療日数: 1週間
- 潜伏期間: 14～50日間
- 感染させる期間: 1～2年(無治療の場合)

糸状菌症(水虫・たむし)

| 病原体 | 細菌 | 白癬菌 |

| 治療 | 抗生物質 | 抗真菌薬(経口薬) |

| 予防接種 | なし | |

| 感染経路 | 接触感染 | |

| 媒介動物 | ペット | |

| 予防 | 入浴、清潔、足の通気性をよくする | |

注意すべき人 中高年 免疫力低下(糖尿病患者など)

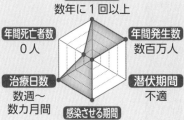

- 感染リスク: 数年に1回以上
- 年間死亡者数: 0人
- 年間発生数: 数百万人
- 治療日数: 数週～数カ月間
- 潜伏期間: 不適
- 感染させる期間: 数週～数カ月

カンジダ（鵞口瘡／膣カンジダ症含む）

病原体	真菌	カンジダ真菌
治療	抗生物質	抗真菌薬（軟膏、経口）
予防接種	なし	
感染経路	接触感染、性行為感染、日和見感染	
媒介動物	なし	
予防	皮膚の乾燥を防ぐ、通気性のいい下着にする	

注意すべき人：女性

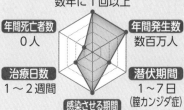

- 感染リスク：数年に1回以上
- 年間死亡者数：0人
- 年間発生数：数百万人
- 治療日数：1～2週間
- 潜伏期間：1～7日（膣カンジダ症）
- 感染させる期間：症状のある期間

シラミ寄生虫症

病原体	 節足動物	コロモ・アタマ・ケジラミ
治療	摘除	殺虫薬散布・シャンプー
予防接種	なし	
感染経路	接触感染	
媒介動物	ヒト	
予防	入浴、洗髪、脱衣場で他者の衣類が接触しないようにする、衣類へのアイロンがけ、集団検査の実施	

注意すべき人： 子ども

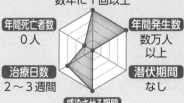

- 感染リスク：数年に1回以上
- 年間死亡者数：0人
- 年間発生数：数万人以上
- 治療日数：2～3週間
- 潜伏期間：なし
- 感染させる期間：頭に寄生している期間中

[8] 子どもに注意が必要な感染症

ロタウイルス性胃腸炎

.... 「子どものコレラ」と呼ばれた感染症

白色の下痢で発症するウイルス性胃腸炎

全世界に流行し、その症状と主に乳幼児に発生することから「仮性小児コレラ」とも呼ばれていた感染症です。急に度重なる白色の下痢と嘔吐が始まり、かなりの高熱が出ることもあります。次第に脱水が顕著になり数日続き、重症化すると痙攣、肝機能異常、急性腎不全、脳症、意識低下、心筋炎となります。**ウイルス性胃腸炎の９割を占め、日本では毎年80万人近くが病院を受診し、２万～８万人近くが入院しています**。ただ死者は20名以下と多くはありません。

病原体はRNAのロタウイルスで、Ａ、Ｂ、Ｃ群のＡには１～４、Ｂには９、Ｃには12の型があります。種類が多いので一度かかってもまた別の型による感染が起こりますが、年齢とともに抗体による免疫が高まります。ちなみに「ロタ」とはラテン語で「車輪」を意味し、電子顕微鏡で見た形が似ていることから名づけられました。

赤ちゃんは予防接種をするのが安全策

ロタウイルスは主に経口感染で、患者の糞便とそれに汚染された物品を介して感染します。感染力は強く、ふつうのウイルス感染症を引き起こす量の100分の１以下の10～100個のウイルス

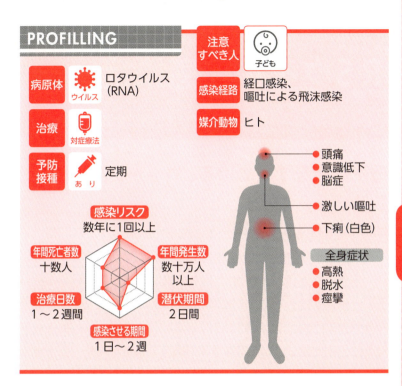

でも感染は成立します。特効薬はないものの、脱水症状への点滴による水分や栄養補給により日本では死亡者は少なくなっています。大人は免疫を獲得していることもあり、通常1〜2週間で治癒します。

幸い2種類の生ワクチンがあります。これまで任意接種となっていましたが、子どもには生後6週目から2回、または3回の定期接種となりました。ワクチン接種以外の予防策としては、このウイルス性の場合を考慮し乳幼児を胃腸の不調をうったえる大人には近づけないこと。あとはふだんからの手洗いを心がけることです。素人判断の下痢止め薬は、回復を遅らせることがあるので注意しましょう。

[8] 子どもに注意が必要な感染症

RSウイルス感染症

・・・・・・・・・・・・・・・・・・・・・・・ 2歳までにほぼ世界の全員が感染する病

母子免疫をすりぬける、やっかいな感染症

「母子免疫」とは胎盤経由で母体の抗体が胎児に移行し、生後半年間は病原体に感染しない仕組みを言いますが、これがRSウイルスにはあまり効きません。そのため乳児は早期から感染が起こり、生後1歳までに50％以上、2歳までに100％がかかるというやっかいな病気です。未熟児や基礎疾患のある乳児では、酸素投与や人工呼吸器が必要になるほど重症化しやすく、治癒後も気管支の障害が残ることもあります。病型は、気管炎型、気管支炎型、細気管支炎型、肺炎型の4つで、乳幼児の3～4割が気管炎型以外の3つに感染。約3％が重症化し、年間死亡者数は30人前後です。

病原体はRNAのRSウイルスで、Rは呼吸器（respiratory）、Sは合胞体（syncytial）という言葉の頭文字です。温帯地方では冬期、熱帯では雨期に流行し、終生免疫も期待できず、生涯にわたり再感染を繰り返します。感染はヒト-ヒトのみで、散発的な流行を起こしながら自然宿主であるヒトの体内で生き延びます。

一生の後遺症を避けるため2歳以下の予防を

気道分泌物が手指、食器などの器物を介して上気道に至る接触感染が主ですが、飛沫感染による経鼻感染もあります。潜伏期は

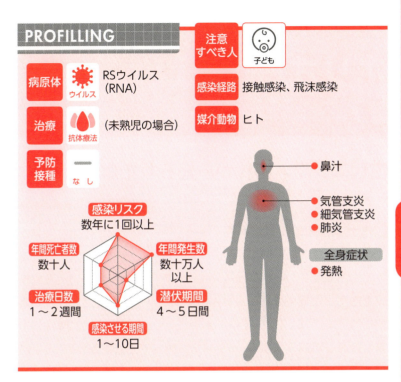

4〜5日、感染期間は症状のある1〜10日間です。

　発熱、鼻汁、咳などが2、3日続いたあと、これで治まらなければ気管支、細気管支へ感染します。肺炎になれば酸素投与、人工呼吸器が必要で、生後1カ月以下では呼吸が周期的に停止する無呼吸発作、急性脳症を来すこともあります。また、喘鳴や呼吸障害が後遺症として現れることもあります。

　未熟児や心臓、肺などの基礎疾患のある乳児には、予防としてモノクローナル抗体というものを投与します。

　2歳までの乳幼児への感染を防ぐことが重要です。感染リスクのある不顕性感染の年長児は、咳などの軽い症状があればマスクをすること。石鹸などによる手洗いはもちろん、おもちゃなども消毒を忘れないようにしてください。

[8]子どもに注意が必要な感染症

ポリオ

·········· 目指せ、地球上からの「小児麻痺」の根絶！

古代エジプト時代から知られた病

ポリオとはギリシャ語で「灰色」の意味。日本語の病名では「急性灰白髄炎」と言います。脊髄の神経部分の灰白色の部分の急性炎症を意味しています。

北半球では夏から秋にかけて流行。数千年前のエジプトで後遺症を抱えたと推測される人物の記録が残っているくらい古くから知られる病です。20世紀に欧米で流行、日本では明治時代にも発生の記録がありますが、1938年の関西で感染者が3000人を越え、1960年には北海道で5600人以上の発生となりました。急遽当時すでに開発済みの旧ソビエト連邦のソーク不活化ワクチンを政府間交渉で輸入、さらにアメリカからサビン生ワクチンも輸入して全国1300万人の小児に接種。以降、発生は激減し、**1972年以降は日本の新規発生はなくなっています**。

昭和50年生まれは追加の予防接種を

病原体は、ヒトのみが宿主のRNAポリオウイルスです。アルコール、界面活性剤は無効ですが、熱、ホルムアルデヒド、塩素、紫外線で不活化（活動が停止すること）されます。

ハーバード公衆衛生大学院のウェラー教授がこのウイルスの培養に成功し、生ワクチン開発のきっかけを作り1954年にノーベ

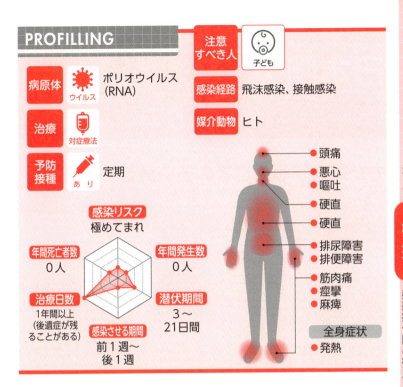

ル賞を受賞しました。2012年からは新開発された不活化ワクチンが使用されるようになり、先進国ではほぼ根絶。後進国を残すのみとなったことでWHOは現在、予防接種によってポリオの根絶計画を進めてはいますが確かな目処は立っていません。

生後、6カ月までは母親からの受動免疫がありますが、以後の感染を予防するため定期予防接種となっています。**とくに1975～1977年（昭和50～52年）生まれの人はワクチンの効能が十分でなく、抗体の低い人が多いので追加接種を、とくに海外旅行者には勧めます。**感染経路は患者からの飛沫感染と接触感染です。90～95％は不顕性感染ですみますが、残りは風邪のような症状を発症します。0.1～2％が麻痺型となり、なかには後遺症が残ったり、死に至るケースもあります。

［8］子どもに注意が必要な感染症

日本脳炎

.... 過去の病気と大人はあなどってはいけない

カが媒介する死亡者の多い病気

　カが媒介する、アジアからオーストラリア北部に流行する死亡率の高い感染症で、世界で毎年3万〜5万人が発症、1万〜1万5000人が死亡しています。明治3年、日本で初めて症例が報告され、大正13年に岡山県で433人発生の流行があり、この名がつきました。

　小児を中心に年間1000人以上の発症がありましたが、1954年に日本で開発されたワクチンにより1966年の2017人をピークに減少。1992年以降は10人以下になっています。

　病原体はRNAの日本脳炎ウイルスで、ブタ、ヒトへの感染力を持ちます。ブタか、あるいは発症はしない鳥類の体内で冬を生き延びると推定されています。水田で発生するコガタアカイエカに越冬したウイルスがうつり、そのカが生後4〜6カ月の成育中のブタを刺してブタが感染。さらに感染したブタをカが刺して、これが次に人を刺すことで感染を起こします。ブタ−カ−ヒトはありますが、ヒト−カ−ヒトの感染はありません。

日本脳炎も、現在の日本には存在しない

　日本脳炎は、感染したカに刺された300〜1000人に1人が発症しますが、ほとんどは不顕性感染です。症状が出ると40℃に

248

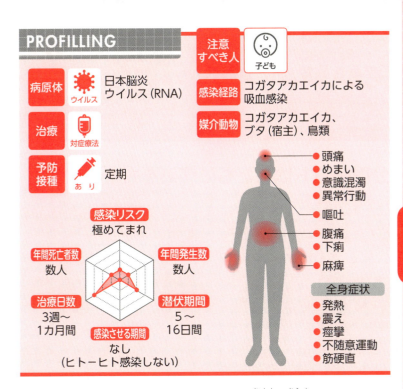

もなる突然の発熱が数日間続き、頭痛、悪心、嘔吐、めまいが現れます。やがて意識の混濁、異常行動などが見られ、筋肉や首が硬直し、主に上肢の麻痺を来します。7～10日間で20～40％が死亡。小児や高齢者で死亡率は高くなります。

現在のところ日本でふつうの生活をしている限り、感染することはほとんどありません。 危険があるのは、中国、東南アジア、パプア・ニューギニア、オーストラリア北部などで蚊に刺され、発熱があった場合です。小児への定期予防接種が生後6～90カ月の第1期、9～13歳の第2期に実施されています。上記の地域では予防接種を受けていない成人の感染も起こり得るので注意してください。

[8]子どもに注意が必要な感染症

クリプトコッカス症

ハトの糞から検出される病原菌

公園のハトは子どもに感染をもたらすか？

「公園の砂場でハトの糞に触ってはだめよ」と子どもに注意している母親は多いでしょう。ハトの糞を吸い込むとクリプトコッカス症による脳髄膜炎になってしまうからです。毎年、北米太平洋岸に集団発生が見られ、日本でも年間百数十例の発症報告があり、そのうち死亡者は20人前後です。実際には毎年200 ～ 300例の発症があると推計されています。

病原体はクリプトコッカス真菌で、いくつかの種類があるうち、主に2種がヒトへの感染を起こします。ハトなどの鳥類のほか、ウシ、ウマ、イヌ、ネコも罹患する人畜共通感染症です。

最初の感染部位である肺に起こる肺炎と、血液を通して病原体が移行して起こる脳髄膜炎や皮膚炎が主な症状です。病変は骨、肝臓、心臓、前立腺に及ぶこともあります。脳髄膜炎になると、激しい頭痛、発熱、めまい、嘔吐、二重に見える複視、首が硬くなる項部硬直、抑鬱、興奮や錯乱などが起こります。症状は1カ月以上と長引く傾向があり、死亡率は20％前後です。

高齢者や基礎疾患のある人こそ注意する

公園で遊ぶ子どもたちの親御さんは心配されるでしょうが、**実際の感染者は60歳以上が8割以上を占め、そのうちの85％は基**

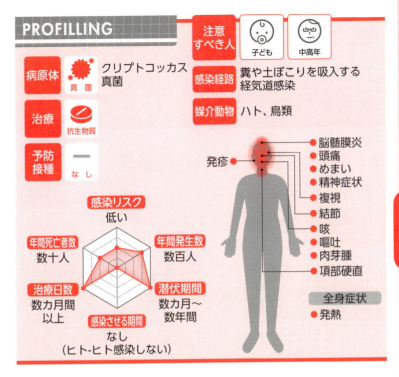

礎疾患を患っていたり、免疫不全のあったりする人です（143ページ参照）。

　真菌はよくハトの糞や土壌から検出され、土壌への接触、あるいは真菌を含んだ砂埃を吸い込む経口感染によって起こります。しかし患者がそれほど多くないのは、ヒトは通常この真菌に対し、抵抗性を自然に備えているからだと考えられます。ヒト-ヒト感染もしません。

　感染を防ぐためには、行政などが公園のハトの糞を放置せずに処理することが大切です。しかしそれも限度がありますから、高齢者や基礎疾患のある人は、できるだけ餌やりなどハトとの接触を避け、無防備には近づかないほうが安全でしょう。

[9]定期的な予防接種を受けるべき感染症

百日咳

.... 本当に咳が100日間続く

予防接種の混乱を招いた感染症

　百日咳は世界中で流行し、乳児の死亡も多い感染症です。日本では1950年始めには毎年12万人以上の届出があり、そのうち約10%が死亡しました。

　1950年は日本で予防接種が開始された年で、そのお陰で1972年には年間269人までに感染者は激減。しかし接種の副障害で脳症が発症するとされ、1975年にいったんは中止されます。数カ月後に年齢を引き上げて再開するも副障害を恐れて接種率は下がり、1979年の患者は1万3095人に増え、41人が死亡しました。改良ワクチンにより1992年には発症が391人に減りましたが、2000年以降は再度増加して年3000人前後になっています。今後も全体の感染者の減少はあまり望めないと予想されます。なぜなら予防接種の実施の混乱で抗体のない成人が増加し、かつ予防接種でできた抗体が経年によって減少した人が増えているからです。

　現在、WHOは早くから予防のため生後8週目での接種を推奨していますが、日本では副反応を過度に危惧して生後3カ月からとしています。抗体は4～14年で効果が減衰するので、諸外国では妊婦、青年、成人への追加接種も行なわれています。家族感染を防ぐためには日本でも行なったほうがよいでしょう。

252

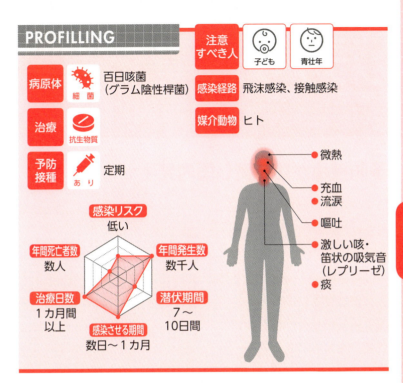

乳児が咳をしたら早めの治療を

　百日咳の病原体はグラム陰性桿菌の百日咳菌で、多彩な症状を引き起こす毒素を出します。鼻汁、乾いた咳、結膜の充血、涙があふれる、微熱の前駆期（1～2週目）に始まり、次いで発作期（2～4週間目）には全身が痙攣してレプリーゼと呼ばれる激しい咳を連発します。やがて回復期（2週～数カ月）では、次第に咳も嘔吐も軽くなっていきます。感染はヒトからのみで、患者からの飛沫感染、接触感染です。外国でのデータですが、乳児の32％が親から、少年や成人を含めると75％が日常で接する人から感染します。抗生剤を投与すれば3～5日で回復し、ほとんど発症はしません。早めの治療が何よりの対策です。

[9]定期的な予防接種を受けるべき感染症

ジフテリア

.... 死亡率が高く、恐れられた毒素

予防接種が功を奏し国内発生ゼロに

　ジフテリアは日本で1945年に8万5000人以上の発生報告があり、約10％が死亡しました。その後は感染が減少し、1980年以降は100人以下に減少、1990年は5人となり、1999年の1人を最後に2020年現在まで報告はありません。死亡報告も1986年の1人が最後です。減少の理由は栄養状態の向上や、衛生教育の普及、生活環境の改善もありますが、1948年に始まった予防接種の貢献が大きいでしょう。ただ、1948年には京都と島根でワクチンの無毒化が不十分だったことにより85名が発症し死亡する医療事故がありました。世界では1990年代の旧ソビエト連邦崩壊時に1万2500人超が感染する事態が起こり、死亡者は4000人を超えました。これは予防接種率の低下と集団免疫（58ページ参照）の低下が原因と考えられます。病原体は、グラム陽性桿菌のジフテリア菌で3型があり、いずれもヒトのみが感染します。一方、2001年に国内で、ジフテリア毒素を産生するウシやヒツジの常在菌からヒトに感染した報告があります。また、殺菌されていない牛乳を飲んだことによる感染例もあります。

灰白色の偽膜が特徴

　症状は咽頭ジフテリアと喉頭ジフテリアのタイプが主ですが、

254

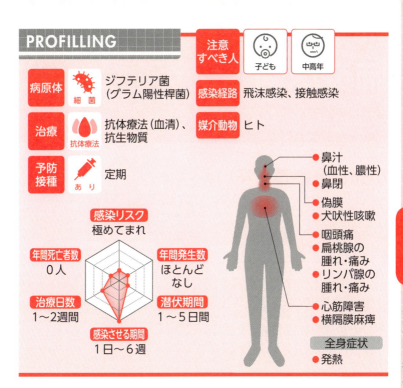

　鼻、目、皮膚、膣ジフテリアもあります。咽頭ジフテリアは急な発熱や咽頭痛で始まり、やがて「偽膜」という灰白色の壊死した細胞などの膜が咽頭、上あごの口蓋、喉頭へと広がります。喉頭ジフテリアは、声がかすれる嗄声、犬吠という犬が吠えるような咳が特徴です。偽膜が声帯から気管支へ及ぶと気道が閉塞し、窒息死することもあるので、病院で取り除くことが必要です。

　重症化すると、心臓への感染で心筋障害および末梢神経麻痺が横隔膜に起こると呼吸障害で死亡する危険もあります。5歳以下や40歳以上は重症化しやすく死亡率は約20％となります。日本では他のワクチンと合わせた混合ワクチンを小児期に接種しますが、抗体の効力は10～20年で低下するので、**それ以降の年齢になってから流行地へ行くなら、予防接種をしましょう。**

[9]定期的な予防接種を受けるべき感染症

肺炎球菌性肺炎

高齢者もぜひ予防接種を

小児と高齢者に多い

　肺炎球菌は肺炎、中耳炎、副鼻腔炎、髄膜炎、敗血症などを起こしますが、免疫力の低い乳児と高齢者はインフルエンザ感染時に二次感染（免疫力が弱まっているときに別な感染が起こること）し重症化しやすくなります。また、基礎疾患のある人、脾臓摘出者、HIV感染者、アルコール中毒者、喫煙者、免疫抑制剤服用者がかかりやすくなっています。

　肺炎球菌性肺炎は、予防接種がすんでいない乳児のいる集団保育、予防接種をしていない人の多い介護施設、デイケア施設などでも集団感染が起こりやすいのが特徴です。予防接種が開始される以前の2009年、5歳未満の小児では年間10万人中、23.6人の割合で発生し、死亡率2％、65歳以上の高齢者では10万人中、2.85人の割合で発生し、死亡率9.1％でした。しかし、接種が開始されると、2013〜2017年では、5歳未満小児では年間約10万人中、7.45人の発生と約7割減、65歳以上では年間約10万人中、3.65人の発生で、死亡率は約3割減と死亡率が大きく低下しています。

　病原体はグラム陽性双球菌の肺炎球菌で、莢膜という硬い膜に覆われているため生存力が強く、健康な人の鼻咽頭に常在します。90種の血清型があり、数種類が重篤な病態を引き起こします。

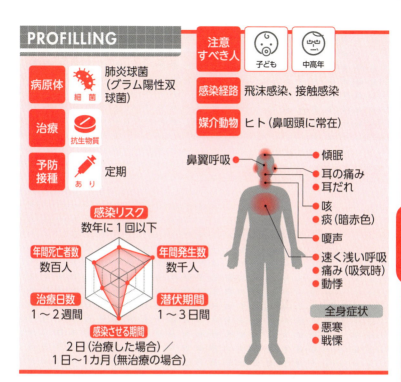

生活習慣病のある人は予防接種を

　肺炎球菌性肺炎は、小児や高齢者の最終的な死因となることが多い感染症です。グラム陽性双球菌は、抵抗力の弱った状態で鼻咽頭から気管支を経て、血管から肺に侵入。小児では中耳炎なども起こり、悪寒から体が震える戦慄があり、発熱します。呼吸は浅く速くなり、乳幼児では肋骨が吸気時に凹む陥没呼吸が起こり、咳が出たり、息を深く吸い込んだりしたときに胸に痛みが走ります。

　日本では現在、小児の定期予防接種と65歳以上の高齢者への公費による無料の定期予防接種が行なわれています。生活習慣病や心臓、肺、腎臓などに病気のある人は重症化しやすいので、定期の対象外であれば任意に予防接種を受けておくとよいでしょう。

[9] 定期的な予防接種を受けるべき感染症

インフルエンザ菌性肺炎・髄膜炎

.... ウイルスでなく細菌による感染症

予防接種が功を奏した

　ウイルスのインフルエンザとは関係のない、細菌による全身感染症です。肺炎と重症化する髄膜炎が問題で、予防接種が導入される前には髄膜炎の年間発生1000人中600人はこの菌が原因となっていました。5歳未満が95%以上を占め、統計によると10万人に6～9人が発症していました。年間100人近くが死亡したと推定されます。

　欧米では1980年代に予防接種が開始され、99%の減少を見ました。しかし日本ではこの間ほとんどの小児は予防接種を受けず、ようやく2011年に接種が公費負担となります。2013年には小児の定期接種となり、同年には髄膜炎発症がゼロになりました。2018年の患者報告数は高齢者が多く485人、死亡者40人、死亡率8.2%です。日本の予防接種制度はこれ以外も含め、そのほとんどが今も世界から10年以上遅れています。副反応を恐れての理由もあるのでしょうが、結果的に感染者を多く出してしまっている病気の一つと言えるでしょう。

小児の髄膜炎の３分の２を占める

　病原体はグラム陰性桿菌、ヘモフィルス・インフルエンザ菌で宿主はヒトのみ。生後4カ月以降の小児に起こる髄膜炎の3分の

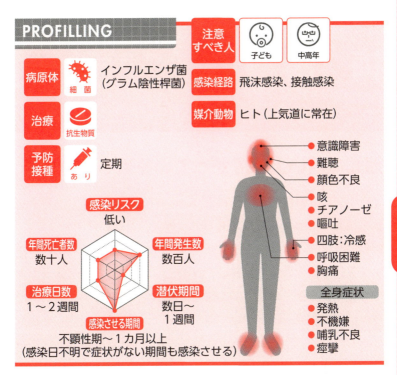

　2の原因となっている菌です。ヘモフィルス・インフルエンザ菌による肺炎は、発熱から始まり、咳へと気管支炎が進行します。さらに病状が進むと、呼吸が速く苦しくなり、胸が痛くなります。血液中の炭酸ガスが増加して酸素濃度が低下し、唇や指先が紫色になるチアノーゼが起こり、意識障害から肺に水がたまる胸膜炎を合併します。気道が閉鎖して窒息死が起こる危険があるほか、小児では脳の後遺症である発達障害、知能低下、運動障害が30％にもなります。

　乳児は生後2～6カ月で3回の予防接種をし、1年後に1回を行なうようになっています。ですが、できれば生後2カ月ですぐに接種をし、6カ月までに3回目も終了するべきです。**また、高齢者も予防接種を受けたほうがいいでしょう。**

[10]古代から人類を悩ませてきた性行為感染症

梅　毒

················· 近年、日本でも感染が増加中

無知な若い人に広がっている恐ろしい性病

　日本語の「梅毒」という病名は、皮膚にできるふくらみが、粒状の突起がある楊梅（やまもも）に似ていることに由来します。旧石器時代の人骨にもその痕跡は残り、古代ギリシャ時代のヒポクラテスもその症状を記載しています。コロンブスがアメリカ大陸を発見した際にカリブ海の原住民女性から感染した船員がヨーロッパへ持ち帰り、またたくまにヨーロッパから全世界へと蔓延しました。それから20年後の1512年には日本にも到達し、江戸時代から売春宿の病気「花柳病」として有名になっています。

　現在、世界では発展途上国を中心に毎年1000万人を越える感染があり、**日本でも患者報告数がここ数年で毎年約1000〜5000人以上と急増**しています。**その中心は男性が20〜50代、女性は20代で、多数の異性との性交渉が原因です。**

　日本の妊産婦健診では必ずこの検査を行ない、感染が確認されれば抗生物質の治療が功を奏します。患者報告は多いものの妊婦の報告数は現在、年に40人台を割っており、胎盤を介して感染した先天性梅毒の新生児も20人を下回っています。

10年以上に及ぶ恐ろしい病気の進行

　梅毒の病原体は、スピロヘータ科のトレパノーマ・パリダムと

260

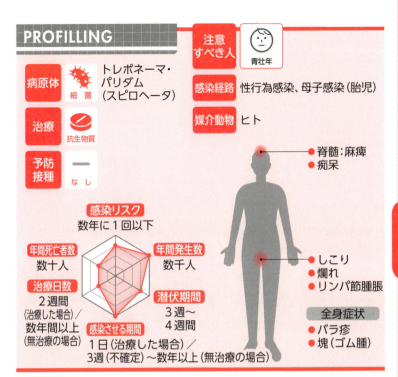

　いう細菌ですが、中東からアフリカ地域には非感染性の細菌も存在します。宿主はヒトのみで、体外では数日も生きられません。

　症状には、「３の法則」というものがよく知られ、感染の段階を「３週、３カ月、３年」と分けることができます。感染後３週〜３カ月を第１期と呼び、性器とその周辺に「硬性下疳」という硬いしこりができます。そのうち鼠径部のリンパ節が腫れ、皮膚や粘膜が爛れて膿を出すこともありますが、痛みもなくそのうち消えてしまいます。**ひとまずこれで症状が治まってしまうのが、この病気の恐ろしいところです。**

　感染から３カ月くらいで第２期に入り、全身にバラ疹という赤い発疹が現れ、発疹の一部では皮膚がめくれることもあります。多くは軽い熱や倦怠感のみでこの病気は気づきにくく、こちらもま

た数週間で消えてしまいます。数年間そのまま無症状が続きます。

第3期は、感染3年目からの10年間で、皮膚、筋肉、骨、内臓、粘膜の表面にゴム腫という塊ができます。感染10年目以降は第4期に入ります。臓器に腫瘍ができ、血管および神経系に病変が広がります。脳、脊髄、神経が冒され、麻痺や痴呆を来すことも。割合は定かではありませんが、やがて死に至ります。ただし、こうした残酷な症状が出るのは治療をしない場合だけであり、初期にしっかり抗生剤による治療を行なえばほとんどが治癒します。現在の日本で第3期以降まで進む症例は、極めて少ないのが実状です。

その発見は野口英世の世界的功績

梅毒の感染は、性行為による皮膚、粘膜、唾液、精液、膣分泌液、血液への接触から起こります。以前は輸血によるものもあり、汚染された物品への接触もまれですがありました。

潜伏期は感染から10〜90日間です。他人に感染する期間は病変の出現している時期と、感染しない期間である間欠期を繰り返す数年間になります。**抗生剤治療をすれば1日で感染の可能性もなくなります**。胎盤経由の胎児への感染期間は、妊娠4カ月目までです。

この梅毒を引き起こすスピロヘータを、世界で初めて脊髄に見

出したのは、かの野口英世医師です。命を賭したことで有名な黄熱病の研究では世界的業績は皆無ですが、しかし梅毒に関しては世界に誇れる成果を残しており、第４期における脊髄の変性の病変部位の組織を光学顕微鏡で執念深く観察し、彼はそこに梅毒の病原菌を発見しました。

どうしたら梅毒を防げるか

　梅毒は乳幼児から大人まで誰もが感染する可能性があり、自然免疫はありません。予防接種もないため、学校、社会での衛生教育を通じ、病気への理解を深めることが大切でしょう。対策は不特定多数、あるいは行きずりの同性、異性との性交渉を控えること。また、完全ではないですが、コンドームにはそれなりの予防効果があります。

　かつての江戸庶民は推計感染者が50％とも言われ、次男が梅毒で死亡した徳川家康は先見の明があり、身辺から遊女を遠ざけていました。巷の週刊誌などには予防のために事前に抗生剤を飲むとよいなどとありますが、その効果は未知数で、医師としては勧められるものではありません。

　もし感染するような機会があり、第１期や第２期の症状らしいものが現れたら、ためらわず病院を受診してください。検査結果が陽性であったら、パートナーなど相手へも受診を勧めましょう。

梅毒

第3章

感染症予防の徹底ガイド

263

[10]古代から人類を悩ませてきた性行為感染症

淋病
りん　びょう

.... 増えつつある不快な病

おしっこがポタポタ落ちるようになる病気

淋病の淋という字は、ポタポタと木の葉から雨がしたたり落ちる様子を表します。病名は、進行すると尿の勢いがなくなる症状を喩えたもの。欧米では「精液」と「流れる」を合成して「ゴノレア」と呼びます。

病原体はグラム陰性のナイセリア淋菌。アフリカとインドを中心に世界中に蔓延しており、年間新規感染者は8700万人。日本では1947年に20万人超の感染があったものの、1984年をピークに減少してきました。しかし**近年は増加傾向**で、2019年に届出があるだけで男性6467人、女性1738人となっています。

感染するのはヒトを除けば、チンパンジーのみ。男性では無症状のこともありますが、多くは尿道に熱感、かゆみを覚え、初めは粘液、次いでドロッとした膿が出ます。病状が進むと尿道の奥に炎症が及び、頻尿、排尿困難となり、尿に血も混じります。やがて両側の陰嚢が大きく腫れて痛み、発熱、悪寒を伴い、その後不妊症になることもあります。

女性は症状が出ないことが多く、尿道炎や子宮頸管炎を起こしても、分泌物でおりものが少し増えるくらいで、数カ月も気づかないことも多くあります。ただ、子宮内膜炎、卵管炎、卵巣炎などを起こし、後遺症として不妊症になることも少なくありません。

264

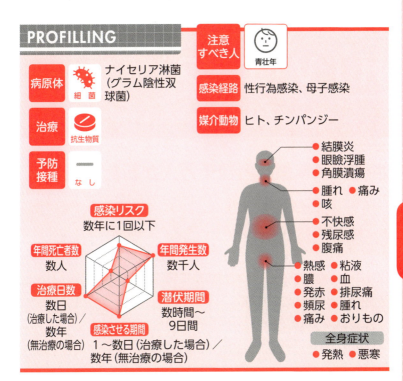

抗生物質への耐性菌が増えている

梅毒と同様に、淋病は性行為で感染します。1回の性行為で32％が感染しますが、膣性交では24％、口腔性交では44％というデータがあります。そのほか産道から新生児の目への産道母子感染もあります。

基本は抗生物質で治療しますが、耐性菌が増えており、WHOが警告を発しています。前項の梅毒と同様、性行為時の注意で予防するのが一番でしょう。行きずりの異性、同性との性交渉を控えること。また、コンドームには効果があります。

[10]古代から人類を悩ませてきた性行為感染症

ＨＩＶ（エイズ）

………… いまだ犠牲者多数、10年かけてヒトを死に至らしめる病

世界で毎年感染者数千万人が新たに発症

　HIV、いわゆる「エイズ」は、1981年にアメリカで最初の患者が発見され、その後アフリカ、アジアを中心に世界中で感染者が発生し続けています。**いまも感染拡大は止まっておらず、2018年に世界で3800万人が新たに発症**。77万人が死亡し、治療薬服用中の人は2300万人となっています。

　日本での感染報告数は2013年の1590人がピークでその後減少し、2018年では男性1242人、女性75人となっています。1992年までは大部分が海外での感染でしたが、2018年では国内感染が82％にのぼり、日本国籍者はそのうちの88％です。発症することで感染が判明する人が29％となっているので、潜伏期でまだ感染に気づいていない人も多いでしょう。

　2017年の保健所等への相談者は12万3432人で、陽性者は463人、陽性率は0.38％です。また37万人の献血者中38人が陽性でした。年間死亡者も男性数十名、女性数名となっています。

もともとはサルが持っていたウイルス

　HIVの病原体は、アフリカのサル免疫不全ウイルスが、突然変異をしてヒトに感染するようになったものです。この「RNAヒト免疫不全ウイルス」を発見したフランスのモンタニエらはノー

266

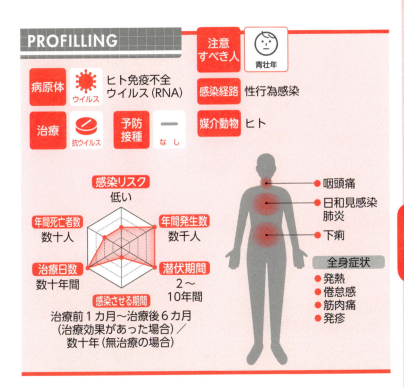

ベル賞を受賞。ウイルスにはHIV1型とHIV2型の2種があり、両者は共通の遺伝子配列がわずか60％であり、大きく異なっています。両者は別種のサル由来と考えられています。

感染後4〜6週間で半数以上はインフルエンザに似た発熱、咽頭痛、倦怠感、筋肉痛などの急性症状を呈し、下痢や発疹が出ることもあります。感染8週目から症状は消え、以後は無症状の潜在感染期間となり、他人への感染が起こります。個人差はあるものの、この期間が平均10年間。徐々に免疫細胞の機能が落ちていき、ふつうの人はかからないニューモシスティス肺炎などを発症しはじめ、以後も免疫力が低下することで、さまざまな感染症を合併していきます。無治療では5年以内に10〜30％の人が発症し、発症後適切な治療をしなければ5年以内に95％の人が死

［10］古代から人類を悩ませてきた性行為感染症

亡します。治療をすることで感染力はかなり低下します。

輸血からの感染は基本的になくなった

　どちらの型のHIVも、主な感染源はヒトの血液と精液、加えて膣分泌液や母乳です。唾液、涙、髄液（ずいえき）からもウイルスは検出されますが、感染力は低くなります。

　同性、異性間の性行為、とくに出血を伴いやすい肛門性交、皮膚や粘膜の傷への接触、また麻薬の注射針を共用することによる感染が多く知られています。医療従事者が誤って注射針を刺してしまう事故での感染もありましたが、予防薬を投与することで現在はなくなっています。

　感染した妊産婦からの胎盤経由や産道感染は25％の確率とされ、母乳からの母子感染も多くありました。しかし新生児への治療薬の予防投与と母乳の授乳をやめることで、感染は１％以下になります。

　かつて日本では、輸血や血友病治療に使用する血液製剤投与により、約1400人がエイズ感染したという事故がありました。俗に言われる「薬害エイズ事件」です。アメリカでは1983年から加熱製剤が導入されていたのですが、日本では製薬会社の意向で1988年まで非加熱製剤を使用し続けていました。その責任を問われ、国と製薬会社が訴えられました。1996年には原告側との

和解が成立しています。

治療は進歩した、ただ克服までの道は遠い

　HIVが恐ろしいのは、一度感染してしまうと体内からウイルスを完全排除できないことです。そのため診断がついた発症前の無症状期から生涯にわたり、抗HIV薬の経口投与を行なう必要があります。

　現在、発症後の治療に関しては、免疫に関与するリンパ球の検査結果に基づいて、さまざまな薬効のある3〜4種類の薬剤を組み合わせた多剤療法が行なわれています。腎機能低下、妊婦、慢性肝炎のある人は、早期からしっかりと治療することが大切です。発症した人には症状に応じた対症療法を実施しています。治療により、感染力はかなり低下します。感染の心配があれば保健所やHIV診療科のある病院などに相談しましょう。

　感染予防の対策としては、やはり性行為感染症予防の基本として行きずりの性行為を控えること。あるいはコンドームを使用すること。**感染者との生活では、血液が付着する恐れのあるカミソリ、歯ブラシ、固形石鹸の共用はしないこと**。血液や分泌物が付着したタオルには手で触れないようにし、衣類はよく洗い、可能なら次亜塩素酸ナトリウム消毒や煮沸消毒を20分行なうこと。洗濯は他の人のぶんと分けなくても構いません。

269

[10]古代から人類を悩ませてきた性行為感染症

クラミジア感染症

男女とも10〜20代に多い性病

不妊症の原因の４割とも

　クラミジア菌は乳児においては肺炎や、結膜炎のトラコーマ、中耳炎を起こします。しかし性行為感染もあり、これは性器クラミジア感染症と呼ばれています。性器クラミジア感染症は世界的に蔓延しており、欧米では健常男性の１〜７％、健常女性の５〜20％に無症状か軽い症状の感染者がいます。

　日本の成人の抗体保有者は10％台。感染者数は毎年50万人以上と推測され、男性の７％、女性の13％が感染した経験があるとされます。男女とも10代後半から20代が飛び抜けて多く、70％を占めます。

　クラミジア菌は妊婦の３〜５％から検出され、淋菌感染ではない非淋菌性の尿道炎の30〜60％はクラミジアによるものです。何より女性は感染で不妊症になる恐れがあり、女性の不妊の３〜４割は、クラミジア感染が原因と考えられます。

夜遊びの多い人は要注意

　病原体は、クラミジア・トラコマチス菌と呼ばれる細菌で、18種の血清型があります。女性の場合、性器感染の７〜８割が無症状。感染１〜３週間で子宮入口近くが炎症を起こす子宮頸管炎となり、おりものの増加、軽い出血を認めます。

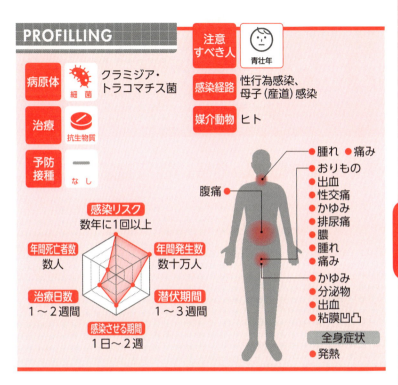

　感染が子宮頸部よりさらに奥に進行して卵管に及ぶと、下腹部痛、性交痛、出血が現れ、さらに骨盤内炎症へと広がれば下腹痛に上腹部痛も加わり、発熱します。男性では5割が気づきませんが、尿道がむずがゆくなったり、粘りの少ない膿が出たり、排尿痛があったりして気づきます。

　いずれにしろ多くの人が感染しながらも気づくことの少ない病で、自然治癒はするものの、男性、女性ともに不妊の原因となり、また妊娠中の女性であれば流産の危険もある感染症です。風俗での感染がとても多いですが、疑いがあるようなら早めに検査をしたほうがいいでしょう。感染しても抗生物質で治療できます。予防については、梅毒や淋病など、他の感染症と同様です。

[10] 古代から人類を悩ませてきた性行為感染症

性器ヘルペス

.... 初感染後、再発を繰り返す予防困難な感染症

クラミジアに次いで多い性行為感染症

　性器ヘルペスは、クラミジアに次いで多い性行為感染症です。感染症サーベイランス（50ページ参照）では年間約1万人が受診していますが、実際は7万人前後とも推定されています。女性では25～29歳、男性では婚外交渉での感染が多く、免疫力の落ちはじめる40～44歳が最も多数です。

　性器ヘルペスは、単純ヘルペスウイルス2型による性行為感染症に分類される病気であり、ヘルペスウイルスの1型が引き起こすのは、ふつう口唇ヘルペスです。しかし1型が性器へ感染、2型が口唇へ感染するというそれぞれの部位への行き来もあることが近年わかっており、日本の女性ではオーラルセックスからの1型によるものも多くあります。思春期に最初の感染が起こり、急性の性器ヘルペスとなります。治癒後も潜伏感染となり、たびたび再発を起こします。

母子感染では新生児の死につながることも

　症状としては女性であれば、感染初期に外陰部、周辺の会陰部、下肢、臀部に小さな水疱ができ、病状が進めば爛れの糜爛、さらに潰瘍も生じます。男性では亀頭、包皮、陰茎に同様の病変が生じます。同性愛者では肛門、直腸にも生じます。陰部の痛みに加

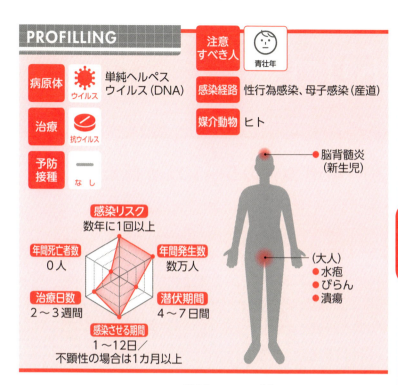

え男女とも排尿困難や便秘、仙骨神経痛を来すこともあります。

ふつうは2～3週間で自然治癒しますが、3人に1人くらいが感染を生じさせる段階へ進みます。再発は粘膜や皮膚の症状が主で、ほとんどは1～2週間で治まります。

出生1万人に1人の**産道感染をした新生児の場合は重症化**し、全身の器官、組織に深刻な症状が現れるほか、脳や脊髄など中枢神経に障害が出て、**無治療だった場合、80％が死に至ります。**

治療に関しては、初の抗ウイルス剤としてノーベル賞受賞につながった「アシクロビル」が、この病に有効です。年に6～7回以上も再発する場合は、予防的に抗ウイルス剤を長期服用する選択肢もあります。とはいえ梅毒など他の感染症と同様、性行為時の注意が一番の対策です。

[10]古代から人類を悩ませてきた性行為感染症

トリコモナス

世界で最も多い性行為感染症

20〜40代女性の5〜10％が感染している

　世界で最も多い性行為感染症で、毎年新規感染者が1億数千万人にのぼります。アメリカでは500万人、日本では、感染症サーベイランス（50ページ参照）の報告によると毎年、女性4000人前後、男性数百人となっていますが、実際には女性の5〜10％、男性の1〜2％が感染者と推計されています。20〜40代に多く、風俗業に従事する女性では割合がかなり高いと思われます。

　病原体は原虫の鞭毛虫膣トリコモナス。膣と名がついていますが、男性も感染します。ほかにも腸トリコモナスと口腔トリコモナスが知られていますが、この2種は基礎疾患があり免疫力の落ちている人に肺炎などの日和見感染を起こすのみです。

　膣トリコモナスは酸性の環境に弱く、健康な状態の膣であればデーデルライン桿菌という常在菌が乳酸を産出して酸性を保っているので、感染は防げます。しかし他の感染症対策で投与される抗生物質がこのデーデルライン桿菌を殺してしまうと、膣内の酸性が弱まり、逆に感染リスクが高まってしまうことを知っておきましょう。

感染症予防の基本を守る

　トリコモナスの症状は、膣のかゆみや発赤、白色や淡黄色で泡

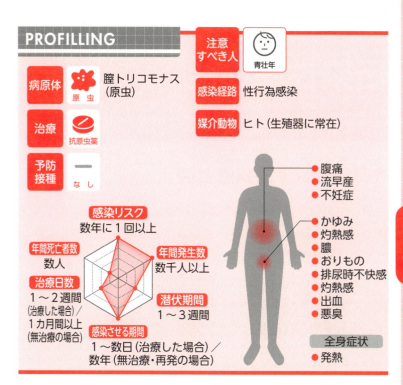

立つお飞もの、排尿時の不快感などです。重くなれば灼熱感、粘膜の糜爛、出血を伴います。また、炎症で膣内膜が弱くなり、細菌の混合感染が誘発されれば、魚が腐ったような悪臭を放ちます。骨盤内へ感染が広がれば発熱、腹痛が出現し、妊婦であれば流産や早産も起こり、将来の不妊症にもつながります。男では不顕性が大半ですが、前立腺がん患者が罹患すると死亡率が2倍になります。

膣トリコモナスには有効な殺虫薬があり、これで90〜95％は治癒します。 ただ薬剤耐性もあり、その場合は薬剤を変更する工夫をしなければいけません。感染予防として性行為時に注意しなければならないことは、梅毒など他の性行為感染症と同様です。

[10] 古代から人類を悩ませてきた性行為感染症

伝染性単核症

.... 3歳までに70%が感染する「キス病」

キスで感染する病気とは？

　伝染性単核症は日本では乳幼児に多く、3歳までに約70％が感染し、20歳で約90％が抗体を持っています。その多くは症状もなく、発熱や発疹が出ても数日で治ってしまいます。

　一方、欧米では小児期感染はわずか20％で多くは青年期に発症します。キスによる感染が多いので「キス病」と呼ばれています。成人までに何度も感染し、90％以上の人が感染の経験者です。

　病原体は発見者の名をとったエプスタイン・バール・ウイルス（EBウイルス）。**多くは重症化しませんが、このウイルスはリンパ腫を起こすホジキン病など、さまざまな慢性疾患を併発させることがあります。**自己免疫疾患発症の引き金となったり、上咽頭がんやアフリカに多いバーキットリンパ腫という悪性腫瘍の原因にもなります。

　乳幼児期感染では不顕性が大半ですが、発熱、発疹でリンパ節が腫れることもあります。また青年期以降で発症すると、倦怠感、咽頭痛、さらには頭痛、扁桃炎、頸部リンパ節腫脹が現れ、軽度の肝臓の腫大、脾臓の腫大などの症状を引き起こします。疲労感は数週間から数カ月間続くこともあり、1％未満ですが、脳炎、脾臓破裂、気道閉鎖などで死亡することもあります。

276

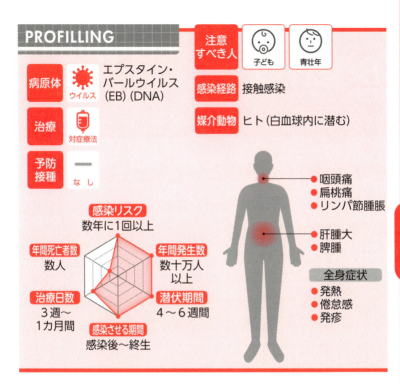

防ぐことが難しい病気

　伝染性単核症では、感染した成人の2～3割に周期的に唾液中にウイルスが排出され、これがキスのほか、手や玩具などを介して接触感染が起こります。ワクチンの予防接種はなく、抗ウイルス薬はありますが、日本では抗がん剤との併用で副障害が起こるため、薬剤として使用できない状況にあります。

　日常生活での感染防御は難しいため、首のリンパ腺が腫れ、発熱、倦怠感が1週間以上続くようであれば病院を受診することが賢明でしょう。

[10] 古代から人類を悩ませてきた性行為感染症

B型肝炎

······················· 早くからの予防によって防げる感染症

日本人が肝炎の原因として見出したウイルス

　1883年にドイツで最初の報告があったのち、1964年にアメリカの医学者であるブランバーグらがオーストラリア原住のアボリジニー人から「オーストラリア抗原」を発見。1968年に医師の大河内一雄が、B型肝炎の抗原はこのウイルスであることを発見しました。B型肝炎ウイルスによる病状には急性肝炎と慢性肝炎があり、急性肝炎では全身倦怠、食欲不振、悪心、嘔吐などに続き、肝機能障害で黄疸が出現しますが、数カ月で自然に治癒します。**ただ2％は劇症肝炎と呼ばれる重篤な肝炎となり、その死亡率は70％と高くなります。**感染者の5～10％はウイルスが体内に残存し、慢性肝炎のキャリア（ウイルス保有者）となります。症状の出ない不顕性感染も多く、治癒後は終生免疫となり、再び感染することはありません。アメリカの統計では年間の感染報告数が3000人、実際の感染者は2万人くらいだと推定されています。一般に慢性肝炎になったものを「B型肝炎」と呼び、日本の感染者は予防対策により2～3％から1％以下へと減少し、現時点で患者数は130万～150万人とされています。

出生時からの予防対策で感染は激減した

　病原体はB型肝炎ウイルスで、出生時に感染していた場合、慢

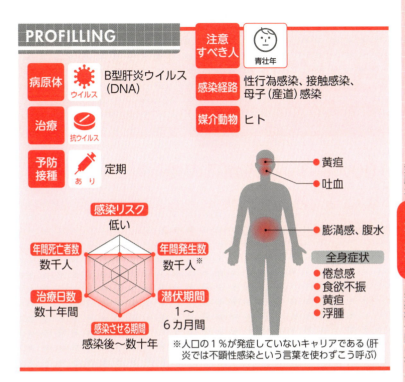

性肝炎だったのが10〜30歳までに症状が急性化。そのまま肝機能が安定する人は80〜90％で、10％の人は肝硬変に進み、倦怠感、黄疸、腹水、痔の悪化、食道静脈破裂による吐血などが起こります。**さらに無症状の人のうち4〜5％は、肝臓がんへと悪化します。**

感染経路は、患者の血液からの接触感染もありますが、現在は性行為による感染が多く、欧米では青少年の男女全員に予防接種を実施しています。日本では母子感染を防ぐため、1985年から赤ちゃんにワクチン接種するＢ型肝炎母子感染対策事業が始まり、感染者が激減しています。**2016年から乳児への定期予防接種が始まっていますが、これを受ける機会のなかった小児から成人まで、全員が任意の予防接種を受けることを勧めます。**

[10]古代から人類を悩ませてきた性行為感染症

Ｃ型肝炎

························· 肝臓がんの原因ナンバーワンの感染症

100人に１、２人がこの慢性肝炎に罹患

　慢性肝炎と言えばＢ型肝炎が一般的でしたが、1989年に肝炎患者からＣ型肝炎ウイルスが発見されました。症状が出ていない人も含めれば、現在は日本に150万～ 200万人の感染者がいると推定されています。100人に１人か２人の割合ですから、日本で最も多い慢性肝炎と言えるでしょう。

　年齢が高いほど感染者率は高く、60歳以上が３％を超えます。２週間～ ６カ月間の潜伏期間を経たのち、食欲不振、全身倦怠感、腹部不快感、悪心、嘔吐などで発症。感染力は低く、ヒトとチンパンジーのみが感染します。

　Ｃ型肝炎にも肝硬変から肝臓がんへ移行する可能性があり、1975年以降の肝がんの急増はこのＣ型肝炎が大きな要因ではないかと考えられます。肝がんによる年間死亡者３万人のうち約８割はＣ型肝炎が原因です。

画期的な薬品でウイルス撲滅の期待

　病原体はRNAのＣ型肝炎ウイルス（HCV）で、10種以上の遺伝子型があります。

　日本で経路が判明したものはウイルスを含む血液の輸血や血液製剤からの感染が50％で、残りの多くは静脈注射などの医療行

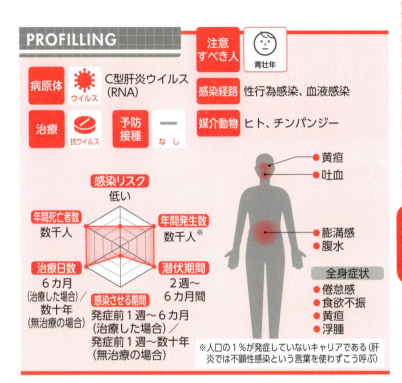

　為によるものです。性行為感染の場合は、とくに肛門性交でのリスクが高くなります。

　ワクチンはまだ開発中ですが、2014年から数種の抗ウイルス薬の組み合わせ投与が行なわれるようになり、体内からのウイルス排除率が95％以上になりました。2019年からはさらに有効な抗ウイルス薬も生まれています。加えて現在は医療行為による感染の予防も徹底されており、将来においては撲滅される可能性も出てきました。

[10]古代から人類を悩ませてきた性行為感染症

D型肝炎

B型肝炎の子分のようなウイルス

B型肝炎と一緒にやってくるウイルス

　肝炎を起こすウイルスの一種であるD型肝炎ウイルスによる肝炎は世界中で発生していますが、とくにイタリア、アフリカ、中央アジア、南米での発症が多くなっています。病原体はRNAのデルタウイルス（HVD）で、外側をB型肝炎ウイルス（HVB）（278ページ参照）で覆われているのが特徴です。B型肝炎ウイルスに覆われていないと肝細胞へ侵入できず、増殖もできません。

　その特徴から、患者はB型肝炎も同時に感染している場合があり、全体の5％。黄疸、全身倦怠感、食欲不振、悪心、嘔吐、腹痛などB型肝炎同様の症状を伴って急激に発症します。ほとんどは数週間～数カ月で回復しますが、数％が慢性化します。

　逆にB型肝炎のキャリア（保有者）では、70～80％がD型肝炎のキャリアともなっており、一部が肝硬変や肝臓がんへと進展します。近年、日本での新しい発生報告は少なくなっています。

予防はB型肝炎と込みで

　D型肝炎はB型肝炎と同様、性行為や血液を介しての感染が主で、母から子への母子感染はまれです。潜伏期間は2～10週間と推定されています。

　しかしB型肝炎のような抗ウイルス薬はありません。ウイルス

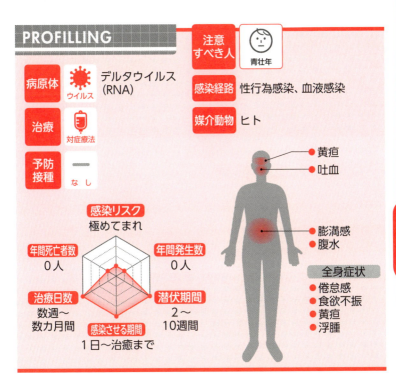

感染で体内に自然に形成されて、別のウイルス感染を防ぐインターフェロンを薬として使用すると多少有効ですが、再発が多くなっています。B型肝炎の抗体を持っていない人はD型肝炎にも感染しやすいので、まずはB型肝炎を予防することが優先されるでしょう。イタリア、アフリカ、中央アジア、南米に旅行や出張をしたあと、感染の心配が出たら病院を受診してください。

[10] 古代から人類を悩ませてきた性行為感染症

子宮頸がん

.... その正体は性行為から伝播する感染症

子宮頸がんは感染症

「えっ、子宮頸がんって感染症なの？」「男も子宮頸がん予防接種必要？」と驚かれた方は、ぜひこの項は読み飛ばさず目を通してください。**子宮頸がんは立派な性行為感染症ですし、その予防には男子も子宮頸がん予防接種をする必要があるのです。**

　日本では年間約３万人に子宮頸がんが見つかり、約3000人が死亡しています。それに近年では20代、30代の若い女性の発症も増えています。なぜ子宮頸がんが起こるかというと、ヒトパピローマウイルスの感染が子宮頸部に起こり、それがやがてがん化するからです。これを発見したドイツのハウゼンは、2008年にノーベル賞を受賞。予防接種開発への道筋を開きました。

　感染がなぜ広がるのか？　ほとんどすべての場合、性行為を介して男性が女性にこのウイルスをうつしているからです。その男性も誰か別の女性からウイルスをもらっていることになります。

　性行為経験のあった女性では生涯で50％以上が感染しています。

　感染した９割の女性では免疫がはたらき、ウイルスの増殖は止まります。しかし約１割の女性では増殖を続け、その５割に子宮頸部上皮の異形成が起こり、数年かけて２割ががん化するのです。

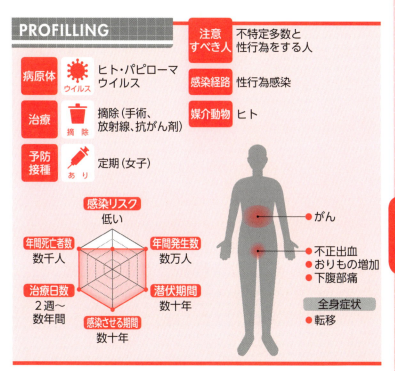

なぜ日本では予防接種をしなくなったのか？

　子宮頸がん予防対策として、2013年に日本では性交渉が始まる前の女子中学生を中心に、検診と予防接種を行なうようになりました。

　しかし接種の副反応で激しい頭痛や四肢麻痺が起きたとマスコミが騒ぎ、わずか数カ月で接種を促すことは取りやめてしまい、現在、接種率は１％を下回っています。最近になって**副反応は接種によるものとは考え難いという厚生労働省の調査委員会の報告も作成されました**が、なぜか広く公表もされず、マスコミもまったく取りあげていません。そんな状況下でWHOは「一刻も早く予防接種推進を再開すべき」と強く勧告しています。日本が

2013 〜 2020年まで接種勧奨をやめた結果、子宮頸がんは年に約2万5000人が増え、死亡者も年に約6000人増加すると試算されています。ちなみに欧米などでの接種率は70 〜 90％です。

一方、子宮頸がん検診受診率は欧米で60％を大きく越えていますが、日本では40％前後にとどまります。20代では約20％と極めて低くなっています。予防接種は感染がすでに起こってしまってからではまったく効果がないので、予防接種と検診の二本立ての対策が必要です。

男性も予防接種で子宮頸がんを予防しよう

子宮頸がんの予防接種は、男性にも必要です。というのも、病気の原因となるヒトパピローマウイルスは、男性の陰茎包皮の恥垢に潜むからです。**このウイルスは男性の陰茎がんのほか、中咽頭がんや肛門のがんの原因にもなります。**ただ子宮頸がん以外の発症率が極めて低いため、男性に予防しようという意識があまり働らかなかったのですが、2021年から男子への接種が検討されています。

しかし男性が予防接種を受ける意義は、「女性にうつさない」ということにこそあります。実際、ヨーロッパでは10年以上前から、アメリカやオーストラリアでも数年前から、性行為感染症予防として思春期男子への接種は始まっています。日本では、こ

の検討さえされていません。

　男女とも接種率が7～8割を越えれば集団免疫が形成され、接種していない人の感染も減ります。実際、**世界では子宮頸がん患者と死亡者が減少しており、オーストラリアなど一部の国では数年後にはその撲滅も視野に入っている**ところです。日本ももっと子宮頸がんの撲滅には関心を持つべきでしょう。予防接種以外の対策としては、梅毒の項目を参照してください。

編集協力　メイクデイズファクトリー
本文DTP　ウエイド

感染症予防BOOK

著　者　左門 新（さもん・あらた）
発行者　押鐘太陽
発行所　株式会社三笠書房
　　　　〒102-0072　東京都千代田区飯田橋3-3-1
　　　　電話：（03）5226-5734（営業部）
　　　　　　：（03）5226-5731（編集部）
　　　　https://www.mikasashobo.co.jp
印　刷　誠宏印刷
製　本　若林製本工場

編集責任者　清水篤史
ISBN978-4-8379-2854-6　C2077
©Arata Samon, Printed in Japan
＊本書のコピー、スキャン、デジタル化等の無断複製は著作権法上での例外
　を除き禁じられています。本書を代行業者等の第三者に依頼してスキャン
　やデジタル化することは、たとえ個人や家庭内での利用であっても著作権
　法上認められておりません。
＊落丁・乱丁本は当社営業部宛にお送りください。お取替えいたします。
＊定価・発行日はカバーに表示してあります。